U0272720

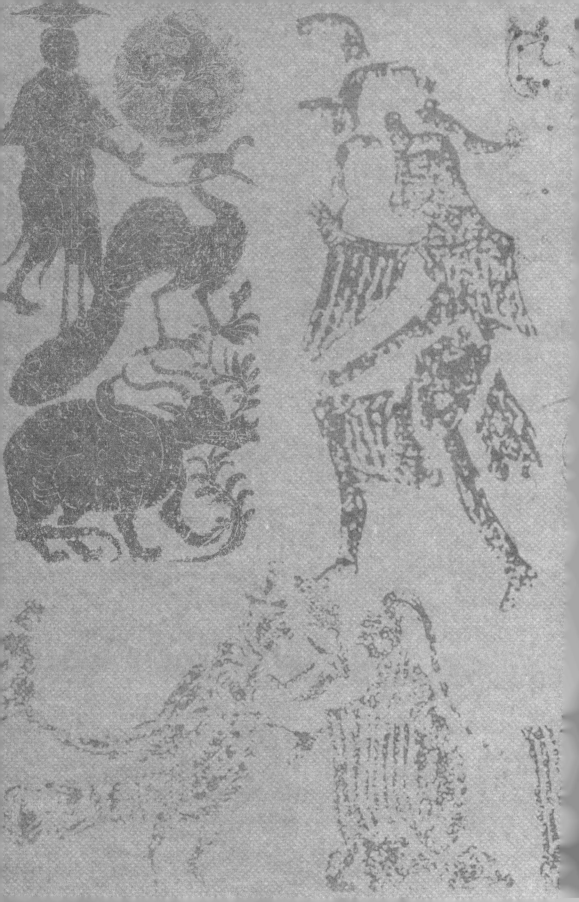

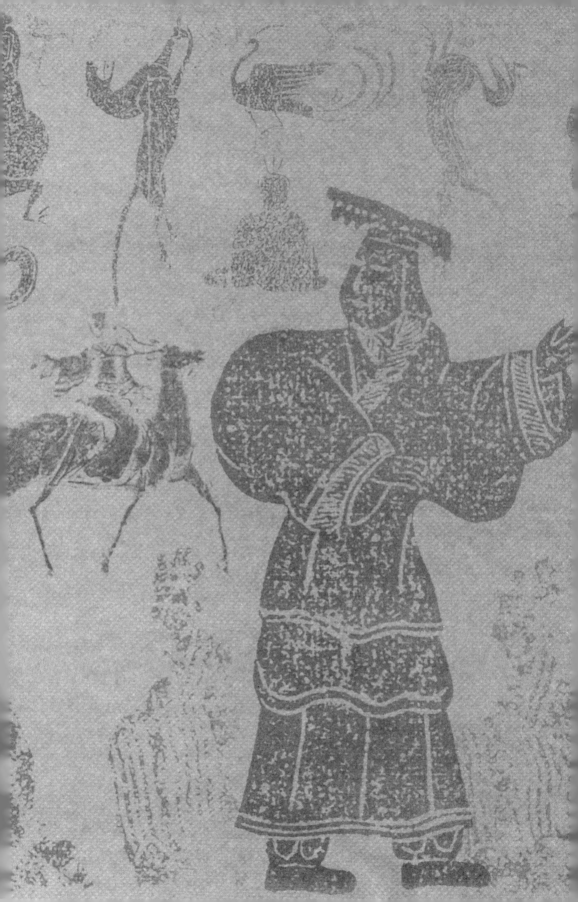

中国古医籍整理丛书

妇科秘兰全书

宋·陈迁　撰

王春艳　杨杏林　校注

中国中医药出版社

·北　京·

图书在版编目（CIP）数据

妇科秘兰全书/（宋）陈迁撰；王春艳，杨杏林校注 . —北京：中国中医药出版社，2015. 12
（中国古医籍整理丛书）
ISBN 978 – 7 – 5132 – 3000 – 1

Ⅰ . ①妇… Ⅱ . ①陈… ②王… ③杨… Ⅲ . ①中医妇产科学 – 中国 – 宋代 Ⅳ . ①R271

中国版本图书馆 CIP 数据核字（2015）第 296663 号

中 国 中 医 药 出 版 社 出 版
北京市朝阳区北三环东路 28 号易亨大厦 16 层
邮政编码 100013
传真 010 64405750
三河市鑫金马印装有限公司印刷
各地新华书店经销

*

开本 710 × 1000 1/16 印张 6. 25 字数 32 千字
2015 年 12 月第 1 版 2015 年 12 月第 1 次印刷
书 号 ISBN 978 – 7 – 5132 – 3000 – 1

*

定价 19. 00 元
网址 www. cptcm. com

国家中医药管理局
中医药古籍保护与利用能力建设项目
组织工作委员会

主 任 委 员 王国强

副 主 任 委 员 王志勇　李大宁

执行主任委员 曹洪欣　苏钢强　王国辰　欧阳兵

执行副主任委员 李　昱　武　东　李秀明　张成博

委　　　　员

各省市项目组分管领导和主要专家

 （山东省）武继彪　欧阳兵　张成博　贾青顺

 （江苏省）吴勉华　周仲瑛　段金廒　胡　烈

 （上海市）张怀琼　季　光　严世芸　段逸山

 （福建省）阮诗玮　陈立典　李灿东　纪立金

 （浙江省）徐伟伟　范永升　柴可群　盛增秀

 （陕西省）黄立勋　呼　燕　魏少阳　苏荣彪

 （河南省）夏祖昌　刘文第　韩新峰　许敬生

 （辽宁省）杨关林　康廷国　石　岩　李德新

 （四川省）杨殿兴　梁繁荣　余曙光　张　毅

各项目组负责人

 王振国（山东省）　王旭东（江苏省）　张如青（上海市）

 李灿东（福建省）　陈勇毅（浙江省）　焦振廉（陕西省）

 蔡永敏（河南省）　鞠宝兆（辽宁省）　和中浚（四川省）

项目专家组

顾　问　马继兴　张灿玾　李经纬

组　长　余瀛鳌

成　员　李致忠　钱超尘　段逸山　严世芸　鲁兆麟
　　　　郑金生　林端宜　欧阳兵　高文柱　柳长华
　　　　王振国　王旭东　崔　蒙　严季澜　黄龙祥
　　　　陈勇毅　张志清

项目办公室（组织工作委员会办公室）

主　任　王振国　王思成

副主任　王振宇　刘群峰　陈榕虎　杨振宁　朱毓梅
　　　　刘更生　华中健

成　员　陈丽娜　邱　岳　王　庆　王　鹏　王春燕
　　　　郭瑞华　宋咏梅　周　扬　范　磊　张永泰
　　　　罗海鹰　王　爽　王　捷　贺晓路　熊智波

秘　书　张丰聪

前 言

中医药古籍是传承中华优秀文化的重要载体，也是中医学传承数千年的知识宝库，凝聚着中华民族特有的精神价值、思维方法、生命理论和医疗经验，不仅对于传承中医学术具有重要的历史价值，更是现代中医药科技创新和学术进步的源头和根基。保护和利用好中医药古籍，是弘扬中国优秀传统文化、传承中医学术的必由之路，事关中医药事业发展全局。

1949 年以来，在政府的大力支持和推动下，开展了系统的中医药古籍整理研究。1958 年，国务院科学规划委员会古籍整理出版规划小组在北京成立，负责指导全国的古籍整理出版工作。1982 年，国务院古籍整理出版规划小组召开全国古籍整理出版规划会议，制定了《古籍整理出版规划（1982—1990）》，卫生部先后下达了两批 200 余种中医古籍整理任务，掀起了中医古籍整理研究的新高潮，对中医文化与学术的弘扬、传承和发展，发挥了极其重要的作用，产生了不可估量的深远影响。

2007 年《国务院办公厅关于进一步加强古籍保护工作的意见》明确提出进一步加强古籍整理、出版和研究利用，以及

"保护为主、抢救第一、合理利用、加强管理"的方针。2009年《国务院关于扶持和促进中医药事业发展的若干意见》指出，要"开展中医药古籍普查登记，建立综合信息数据库和珍贵古籍名录，加强整理、出版、研究和利用"。《中医药创新发展规划纲要（2006—2020)》强调继承与创新并重，推动中医药传承与创新发展。

2003～2010年，国家财政多次立项支持中国中医科学院开展针对性中医药古籍抢救保护工作，在中国中医科学院图书馆设立全国唯一的行业古籍保护中心，影印抢救濒危珍本、孤本中医古籍1640余种；整理发布《中国中医古籍总目》；遴选351种孤本收入《中医古籍孤本大全》影印出版；开展了海外中医古籍目录调研和孤本回归工作，收集了11个国家和2个地区137个图书馆的240余种书目，基本摸清流失海外的中医古籍现状，确定国内失传的中医药古籍共有220种，复制出版海外所藏中医药古籍133种。2010年，国家财政部、国家中医药管理局设立"中医药古籍保护与利用能力建设项目"，资助整理400余种中医药古籍，并着眼于加强中医药古籍保护和研究机构建设，培养中医古籍整理研究的后备人才，全面提高中医药古籍保护与利用能力。

在此，国家中医药管理局成立了中医药古籍保护和利用专家组和项目办公室，专家组负责项目指导、咨询、质量把关，项目办公室负责实施过程的统筹协调。专家组成员对古籍整理研究具有丰富的经验，有的专家从事古籍整理研究长达70余年，深知中医药古籍整理研究的重要性、艰巨性与复杂性，履行职责认真务实。专家组从书目确定、版本选择、点校、注释等各方面，为项目实施提供了强有力的专业指导。老一辈专家的学术水平和智慧，是项目成功的重要保证。项目承担单位山东中医药大学、南京中医药大学、上海中医药大学、福建中医药大学、浙江省中医药研究院、陕西省中医药研究院、河南省中医药研究院、辽宁中医药大学、成都中医药大学及所在省市中医药管理部门精心组织，充分发挥区域间互补协作的优势，并得到承担项目出版工作的中国中医药出版社大力配合，全面推进中医药古籍保护与利用网络体系的构建和人才队伍建设，使一批有志于中医学术传承与古籍整理工作的人才凝聚在一起，研究队伍日益壮大，研究水平不断提高。

本着"抢救、保护、发掘、利用"的理念，该项目重点选择近60年未曾出版的重要古医籍，综合考虑所选古籍的保护价值、学术价值和实用价值。400余种中医药古籍涵盖了医经、基础理论、诊法、伤寒金匮、温病、本草、方书、内科、外科、女科、儿科、伤科、眼科、咽喉口齿、针灸推拿、养生、医案医话医论、医史、临证综合等门类，跨越唐、宋、金元、明以迄清末。全部古籍均按照项目办公室组织完成的行业标准《中医古籍整理规范》及《中医药古籍整理细则》进行整理校注，绝大多数中医药古籍是第一次校注出版，一批孤本、稿本、抄本更是首次整理面世。对一些重要学术问题的研究成果，则集中收录于各书的"校注说明"或"校注后记"中。

"既出书又出人"是本项目追求的目标。近年来，中医药古籍整理工作形势严峻，老一辈逐渐退出，新一代普遍存在整理研究古籍的经验不足、专业思想不坚定等问题，使中医古籍整理面临人才流失严重、青黄不接的局面。通过本项目实施，搭建平台，完善机制，培养队伍，提升能力，经过近5年的建设，锻炼了一批优秀人才，老中青三代齐聚一堂，有效地稳定了研究队伍，为中医药古籍整理工作的开展和中医文化与学术的传承提供必备的知识和人才储备。

本项目的实施与《中国古医籍整理丛书》的出版，对于加强中医药古籍文献研究队伍建设、建立古籍研究平台，提高古籍整理水平均具有积极的推动作用，对弘扬我国优秀传统文化，推进中医药继承创新，进一步发挥中医药服务民众的养生保健与防病治病作用将产生深远影响。

第九届、第十届全国人大常委会副委员长许嘉璐先生，国家卫生计生委副主任、国家中医药管理局局长、中华中医药学会会长王国强先生，我国著名医史文献专家、中国中医科学院马继兴先生在百忙之中为丛书作序，我们深表敬意和感谢。

由于参与校注整理工作的人员较多，水平不一，诸多方面尚未臻完善，希望专家、读者不吝赐教。

国家中医药管理局中医药古籍保护与利用能力建设项目办公室
二〇一四年十二月

许 序

"中医"之名立，迄今不逾百年，所以冠以"中"字者，以别于"洋"与"西"也。慎思之，明辨之，斯名之出，无奈耳，或亦时人不甘泯没而特标其犹在之举也。

前此，祖传医术（今世方称为"学"）绵延数千载，救民无数；华夏屡遭时疫，皆仰之以度困厄。中华民族之未如印第安遭染殖民者所携疾病而族灭者，中医之功也。

医兴则国兴，国强则医强。百年运衰，岂但国土肢解，五千年文明亦不得全，非遭泯灭，即蒙冤扭曲。西方医学以其捷便速效，始则为传教之利器，继则以"科学"之冕畅行于中华。中医虽为内外所夹击，斥之为蒙昧，为伪医，然四亿同胞衣食不保，得获西医之益者甚寡，中医犹为人民之所赖。虽然，中国医学日益陵替，乃不可免，势使之然也。呜呼！覆巢之下安有完卵？

嗣后，国家新生，中医旋即得以重振，与西医并举，探寻结合之路。今也，中华诸多文化，自民俗、礼仪、工艺、戏曲、历史、文学，以至伦理、信仰，皆渐复起，中国医学之兴乃属必然。

迄今中医犹为国家医疗系统之辅，城市尤甚。何哉？盖一则西医赖声、光、电技术而于20世纪发展极速，中医则难见其进。二则国人惊羡西医之"立竿见影"，遂以为其事事胜于中医。然西医已自觉将入绝境：其若干医法正负效应相若，甚或负远逾于正；研究医理者，渐知人乃一整体，心、身非如中世纪所认定为二对立物，且人体亦非宇宙之中心，仅为其一小单位，与宇宙万象万物息息相关。认识至此，其已向中国医学之理念"靠拢"矣，虽彼未必知中国医学何如也。唯其不知中国医理何如，纯由其实践而有所悟，益以证中国之认识人体不为伪，亦不为玄虚。然国人知此趋向者，几人？

国医欲再现宋明清高峰，成国中主流医学，则一须继承，一须创新。继承则必深研原典，激清汰浊，复吸纳西医及我藏、蒙、维、回、苗、彝诸民族医术之精华；创新之道，在于今之科技，既用其器，亦参照其道，反思己之医理，审问之，笃行之，深化之，普及之，于普及中认知人体及环境古今之异，以建成当代国医理论。欲达于斯境，或需百年欤？予恐西医既已醒悟，若加力吸收中医精粹，促中医西医深度结合，形成21世纪之新医学，届时"制高点"将在何方？国人于此转折之机，能不忧虑而奋力乎？

予所谓深研之原典，非指一二习见之书、千古权威之作；就医界整体言之，所传所承自应为医籍之全部。盖后世名医所著，乃其秉诸前人所述，总结终生行医用药经验所得，自当已成今世、后世之要籍。

盛世修典，信然。盖典籍得修，方可言传言承。虽前此50余载已启医籍整理、出版之役，惜旋即中辍。阅20载再兴整理、出版之潮，世所罕见之要籍千余部陆续问世，洋洋大观。

今复有"中医药古籍保护与利用能力建设"之工程，集九省市专家，历经五载，董理出版自唐迄清医籍，都400余种，凡中医之基础医理、伤寒、温病及各科诊治、医案医话、推拿本草，俱涵盖之。

噫！璐既知此，能不胜其悦乎？汇集刻印医籍，自古有之，然孰与今世之盛且精也！自今而后，中国医家及患者，得览斯典，当于前人益敬而畏之矣。中华民族之屡经灾难而益蕃，乃至未来之永续，端赖之也，自今以往岂可不后出转精乎？典籍既蜂出矣，余则有望于来者。

谨序。

第九届、十届全国人大常委会副委员长

许嘉璐

二〇一四年冬

王 序

中医学是中华民族在长期生产生活实践中，在与疾病作斗争中逐步形成并不断丰富发展的医学科学，是中国古代科学的瑰宝，为中华民族的繁衍昌盛作出了巨大贡献，对世界文明进步产生了积极影响。时至今日，中医学作为我国医学的特色和重要医药卫生资源，与西医学相互补充、相互促进、协调发展，共同担负着维护和促进人民健康的任务，已成为我国医药卫生事业的重要特征和显著优势。

中医药古籍在存世的中华古籍中占有相当重要的比重，不仅是中医学术传承数千年最为重要的知识载体，也是中医为中华民族繁衍昌盛发挥重要作用的历史见证。中医药典籍不仅承载着中医的学术经验，而且蕴含着中华民族优秀的思想文化，凝聚着中华民族的聪明智慧，是祖先留给我们的宝贵物质财富和精神财富。加强对中医药古籍的保护与利用，既是中医学发展的需要，也是传承中华文化的迫切要求，更是历史赋予我们的责任。

2010 年，国家中医药管理局启动了中医药古籍保护与利用能力建设项目。这既是传承中医药的重要工程，也是弘扬优秀民族文化的重要举措，不仅能够全面推进中医药的有效继承和创新发展，为维护人民健康做出贡献，也能够彰显中华民族的璀璨文化，为实现中华民族伟大复兴的中国梦作出贡献。

相信这项工作一定能造福当今，嘉惠后世，福泽绵长。

国家卫生与计划生育委员会副主任

国家中医药管理局局长

中华中医药学会会长

王国强

二〇一四年十二月

马 序

　　新中国成立以来，党和国家高度重视中医药事业发展，重
视古籍的保护、整理和研究工作。自 1958 年始，国务院先后成
立了三届古籍整理出版规划小组，分别由齐燕铭、李一氓、匡
亚明担任组长，主持制订了《整理和出版古籍十年规划
(1962—1972)》《古籍整理出版规划（1982—1990)》《中国古
籍整理出版十年规划和"八五"计划（1991—2000)》等，而
第三次规划中医药古籍整理即纳入其中。1982 年 9 月，卫生部
下发《1982—1990 年中医古籍整理出版规划》，1983 年 1 月，
中医古籍整理出版办公室正式成立，保证了中医古籍整理出
版规划的实施。2002 年 2 月，《国家古籍整理出版"十五"
（2001—2005）重点规划》经新闻出版署和全国古籍整理出版
规划领导小组批准，颁布实施。其后，又陆续制定了国家古籍
整理出版"十一五"和"十二五"重点规划。国家财政多次立
项支持中国中医科学院开展针对性中医药古籍抢救保护工作，
文化部在中国中医科学院图书馆专门设立全国唯一的行业古籍
保护中心，国家先后投入中医药古籍保护专项经费超过 3000 万

元，影印抢救濒危珍、善、孤本中医古籍 1640 余种，开展了海外中医古籍目录调研和孤本回归工作。2010 年，国家财政部、国家中医药管理局安排国家公共卫生专项资金，设立了"中医药古籍保护与利用能力建设项目"，这是继 1982～1986 年第一批、第二批重要中医药古籍整理之后的又一次大规模古籍整理工程，重点整理新中国成立后未曾出版的重要古籍，目标是形成并普及规范的通行本、传世本。

为保证项目的顺利实施，项目组特别成立了专家组，承担咨询和技术指导，以及古籍出版之前的审定工作。专家组中的许多成员虽逾古稀之年，但老骥伏枥，孜孜不倦，不仅对项目进行宏观指导和质量把关，更重要的是通过古籍整理，以老带新，言传身教，培养一批中医药古籍整理研究的后备人才，促进了中医药古籍保护和研究机构建设，全面提升了我国中医药古籍保护与利用能力。

作为项目组顾问之一，我深感中医药古籍保护、抢救与整理工作的重要性和紧迫性，也深知传承中医药古籍整理经验任重而道远。令人欣慰的是，在项目实施过程中，我看到了老中青三代的紧密衔接，看到了大家的坚持和努力，看到了年轻一代的成长。相信中医药古籍整理工作的将来会越来越好，中医药学的发展会越来越好。

欣喜之余，以是为序。

中国中医科学院研究员

马继兴

二〇一四年十二月

校注说明

　　《妇科秘兰全书》系宋代陈迁所撰。陈迁为汴梁（今河南开封）人，科第出身，授翰林院典籍，召为御医。靖康之乱，康王赵构南渡，陈氏随御转南，落籍临安。陈迁于"妇室之专科尤精其妙"，"每于暑月进治，宫闱安然"，故深得宋高宗赏识，御赐扇坠，并擢太医院金紫之位。陈迁因每感"妇人受病比男子倍多而难治，况产蓐尤为急务，命系须臾，不可不谨"，且"尝视古圣诸家产集，用药未有其便"，故"将已治过调摄胎产有验方论续作二卷，撰成一部，名曰《秘兰全书》"。此书现藏于上海中医药大学图书馆，为一卷抄本，蓝丝边，单鱼口，每页 8 行，每行 19 字。《妇科秘兰全书》为产科专书，陈氏集宋以前医家有关胎产的论述，并参入自己的临床经验和民间验方验法，论述了妊娠、胎前、临产、产后以及婴儿护理等方面的证治。先以歌诀形式论妊娠生理，介绍胎儿生长发育、胎儿性别、双生、顺生、逆生等；次对《巢氏病源》论十月怀胎加以发挥，详论各月妊娠之病证的防治、禁忌等；再后详细分论胎前六十一症、产后七十二症的病因病机、理法方药和临产时脉象、证候；最后阐述婴儿的产后护理。全书共载方 151 首，另记录了民间验方验法 23 个。

　　此次整理以上海中医药大学图书馆所藏抄本为底本，加以注释。具体校注原则如下：

　　1. 原书为繁体字竖排，本次校注对原书进行标点，并改为简化字横排。

　　2. 凡底本中因抄写致误的明显错别字，予以改正，并出校说明。

3. 对底本中的异体字、俗体字及古字，按照从俗、从简、书写方便和音义明确的原则，予以径改，不出校。如椶—棕、妳—奶、餧—喂、捛—摄、煖—暖、蓆—席等。

4. 中药名如为俗写，则统一改为规范药名。如鬼旧—鬼臼、梹榔—槟榔、姜蚕—僵蚕、班猫—斑蝥、真珠—珍珠、萆麻—蓖麻、射香—麝香、干松—甘松等。

5. 对底本中个别冷僻字词加以注音和解释。

6. 对底本、校本中的脱文，或模糊不清难以辨认者，以虚阙号"□"按所脱字数补入。

7. 原书无目录，据正文内容辑补，置于文前。

8. 对正文中原著者的自注文字或抄录者、收藏者的批注语，用小字另体。

序

谚云：济人以药，不若济人以方。盖药之所及有限，而方之所传无穷也。惟随御转南①，汴梁陈氏讳迁，以匡妇室之专科，尤精其妙。尝视古圣诸家产集，用药未有其便。盖妇人受病比男子倍多而难治，况产蓐尤为急务，命系须臾，不可不谨。将已治过调摄胎产有验方论续作二卷，撰成一部，名曰《秘兰全书》。虽不敢望后之述，然剖晰明白，一病一论，视症用药，虽非医宗，然亦有效，故著为此书。俯而思之，惟恐浅见义理，即会于太医院之长，众览议用，愧然是集，上进于皇朝。圣闻，钦览云：设俱以加减之法，至为精密，于是妇室始有专科矣。依此用药，无药不效；法此治疾，无疾不痊。上自公卿大夫，以至庶人，不分贵贱，皆获全之吁，仁矣哉！况迁之所集者，良方也；所授者，名师也。发身②科第，翰林院典籍之职，每于暑月进治，宫闱安然，御赐道扇坠、太医院金紫③之位。足迹满天下，源流传海内。此迁之秘授之妙诀也，验之良方，后学不轻有者矣。

绍兴三年仲夏二十九日太医院金紫御医兼翰林院典籍陈选撰

陈氏世传与钱医镆剑山④大约相同

---

① 随御转南：指建炎初年（1127）宋高宗赵构南迁至临安建立南宋政权，大批官员和百姓随迁。

② 发身：成名、起家。

③ 金紫：唐宋时期的官服与佩饰，亦指官员之爵位。金指金鱼袋，紫指紫衣。

④ 钱医镆剑山：钱医指钱姓医家，亦为妇科世家。镆剑山，地名，位于浙江省宁波附近。

目 录

妊娠论解

肝藏血兮肺主气，血为荣兮气为卫。阴阳配偶不参差，两脏通和皆类例。血衰气盛定无妊，血旺气衰应有妊。

肝藏血为荣属阴，肺主气为卫属阳。配偶者，是夫妇匹配，偶合媾精乃有子也。参差长短者，皆血少气盛则无妊，血盛气少则有妊也。

寸微关滑尺带数，流利往来并雀啄，小儿之脉已见形，数月怀耽①尤未觉。

寸脉微，关脉滑，尺脉数及流利雀啄，皆是经脉闭塞不行，成胎。以上之脉皆是血多气少之脉，是怀小儿之已见形状也。

左疾为男右疾女，流利相通速来去，两手关脉大相应，胎已有形无差异。

左手脉疾为怀男，右手脉疾为怀女，及其脉流行滑利相通，疾速来去，是或两手关部脉洪大②相应，是其胎已有形状也。

左手带纵两个男，右手带横一双女。左手脉逆生三男，右手脉顺生三女。

纵者，夫行乘妻，水行乘火，金行乘木，即儿贼脉也，名曰纵。见在左手，则怀两男。横者，妻行乘夫，火行乘水，木行乘金，即所胜脉也，名曰横。见于右手，则怀双女。逆者，子乘母也，是水行乘金，火行乘木，即已生之脉也，名曰逆。见于左手，则怀三男。顺者，母乘子也，是金行乘水，木行乘火，即生己之脉也，名曰顺，见于右手，则怀三女。

---

① 怀耽：怀孕。
② 洪大：原作"决大"，据文义改。

左寸右尺滑见形，一男一女分形证。

寸关尺脉，大小疾徐相应者，是怀一男一女形证之脉也。盖关前为阳后为阴，阴阳脉相应，故怀一男一女也。

寸滑为阳尺滑阴，两寸滑实双男取，二尺滑实二女阴，此定男女分明语。右尺左寸滑见形，有时子死母身存，或即母亡存子命。

此二句之文，无辨子母存亡之法，可于难产、生死歌中见。

往来三部通流利，滑数相参皆替替①，阳实阴虚脉得明，遍满胸膛皆逆气。

若寸关尺三部通行流利，皆替替有力而滑数，皆是阳实阴虚之脉，主妊娠逆气遍满胸膛而不顺也。

左手太阳浮大男，右手太阴沉细女。诸阳为男诸阴女，指下分明长记取。

左手寸口为太阳，其脉浮大则是怀男。右手寸口为太阴，其脉沉细则是怀女。诸阳脉皆为男，即浮大、疾数、滑实之类也。诸阴皆为女，即沉细之类也。

三部沉正等无疑，尺内不止真胎妇。夫乘妻兮纵气雾，妻乘夫兮横气助。子乘母兮逆气参，母乘子兮顺气护。

寸关尺三部脉，浮沉正真齐等，按齐无绝断，及尺内齐按不住止者，真的胎妇也。纵者，夫乘妻也。水行乘火，金行乘木，即儿贼脉也，又上下也。谓夫之阳气乘妻之阴气，上下相逐，如雨如露，润泽结子也。横者，妻乘夫也。火行乘水，木行乘金，即所胜脉也，谓两旁横气相扶助也。逆者，子乘母也，谓子气犯母气，相乘逆行之气相参合也。顺者，母气乘子气，

_____

① 替替：滑利貌。

谓顺气相护卫也。凡胎聚，纵横顺逆四气以荣养，方成形也。

小儿日足胎成聚，身热脉乱无所苦，汗出不食吐逆时，精神结备其中住。

妇人怀小儿五个月，是谓数足成胎而结聚也。必身体壮热，当见脉息躁乱，非病之苦，正谓五月胎已成，受火精以成气，故身热脉乱是无病也。妊娠，胎受五行精气以成形，禀二气以荣其母。怀妊至五月，其胎虽成，其气未备，故胎气未安，上冲于心胸，则汗出不食吐逆，名曰恶阻，俗呼选食。惟思酸辛之①味以卫胎也。

滑疾不散胎三月，但疾不散五月母。胎脉弦牢滑利安，沉细而安归泉路。

妊娠三月名始胎，此是未有定像，心胞脉养之，故见脉滑疾利，为少气多血。不散为血气盛，则始结为胎也。如其脉但疾数而不散者，是五月怀胎之母也。孕妇之脉，宜弦紧牢强，滑利者为安。若脉沉细而微，是脉其形不相应，故云死也。前文虽云"太阴②沉细女"，其说恐有相错，谓三部脉止是③寸口脉沉细者为凶也，须宜专记于心，则无差矣。

胎 前

盖妇人以血为本，心藏血，肝行血，荣卫四体，循环无端，灌注百脉，余者为月候，以时而下，若水溢自流，不知不觉，故纤疴不作，而体气充盛，乃有子矣。故阴搏阳别，谓之有子。此是血气调和，阳施阴化也。诊其手少阴脉动甚者，乃妊子也。

---

① 之：原作"乏"，据文义改。
② 太阴：原作"太隐"，据文义改。下同。
③ 止是：只是。

凡受妊之后，切宜避忌胎杀所游。经云：刀犯者，形必伤；泥犯者，窍必塞；打击者，色青黯；系缚者，相拘挛，甚至母损。验若反掌，断不可忽。此节见"十月受妊"节，故可删之。巢氏云：妊娠一月名胚胎，足厥阴肝经养之；二月名始膏，足少阳胆经养之；三月名始胎，手厥阴包络脉养之。① 当此之时，血不流行，形化未定，见物而变，须观美物。三月不行，所以谓之居经；四月始受水精，以成血脉，手少阳脉三焦养之；五月始受火精，以成其气，足太阴脉脾经养之；六月始受金精，以成其筋，足阳明胃经养之；七月始受木精，以成其骨，手太阴肺脉经养之；八月始受土精，以成肤革，手阳明大肠养之；九月始受石精，以成毛发，足少阴肾经养之；十月五脏六腑、关节人神皆备，足大肠②膀胱经养之。惟有手少阴真心、手太阳小肠二经不养胎，平日为月水，妊为乳汁。又称婆③论云：一月如珠露，为胎胞精血凝也；二月如桃花，为胎形成胚也；三月如蚕茧，男女分阳神为三魂；四月形象具灵为七魄；五月筋骨成，五行分五脏也；六月毛发生，六律定六腑也；七月游其魂，儿能动左手，精关窍，通光明也；八月游其魂④，儿能动右手，元神俱降真灵也；九月三转身，宫室罗布以定，生人也；十月受气足，万象成也。⑤

---

① 妊娠一月……包络脉养之：语本《诸病源候论》卷四十一《妇人妊娠病诸候上》。

② 大肠：当作"太阳"。

③ 婆：指耆婆。公元4世纪龟兹人，著名医家。其子鸠摩罗什为东晋时高僧。

④ 魂：当作"魄"。

⑤ 一月如……万象成也：语本宋·陈自明《妇人大全良方》卷之十《胎教门·妊娠总论第一》。

夫天地者，万物之父母；阴阳者，血气之男女也。且男女交合，二情交畅，阴血先至，阳精后卫，血开裹精，阴外阳内，阴含阳胎，而男形成矣；阳精先至，阴血后卫，精开裹血，阳外阴内①，阳含阴胎，而女形成矣。受妊之易者，男女必当其年，男子二八而精气通，必三十而娶；女子二七而天癸至，必二十而嫁。皆欲二气完实，然后交而孕，孕而育，育而寿。若婚嫁不时，天真早泄，未完而伤，未实而动，是以交而不孕，孕而不育，育而不寿者多矣。若婚嫁及时，夫妇益壮则易于受行也。且父少母老，生女必羸；母壮父衰，生男必弱。或男子真精气不浓，妇人血衰而气旺，是谓夫病妇疾，皆使无子。治法者，女子当养血益气以减喜怒，男子当益肾生精以节嗜欲，依次调治，阴阳和平，必有子矣。年老有子者，乃天寿过度，气脉常通，而肾气有余也。此虽有子，男不过尽八八，女不过尽七七，而天地之精气皆竭矣。虽老阳少阴，老阴少阳，相系而生子者，子寿亦不过天癸之数也。谓妊者，壬，阳水之干也，位在亥子之间，阴至亥极矣。阳之气既受，胎阴壬之也。谓胚者，乃孕妇二月也。如胚未成，为器犹胚也。谓胎者，妇孕三月也。孕流元始，既食于母，为口吕焉。谓娠者，女娠以时动也。今有富贵之家受娠妇人，故羞出入，专坐并卧，使气闭而不舒，则血凝而不畅，必难产矣。且有孕六七个月，胎形也具，恣情交欲，使败精瘀血聚于胞中，致令子大母小，则难产矣。生儿头有白膜一片，滞腻如胶浴，曰载白生儿；身上有青有黑，俗曰宿痣。此皆受妊交合，此则母无受病，使子亦生浸淫赤烂疮疡，俗曰胎蛆，动逾岁月不瘥，可不戒乎？受妊之妇，须忌

---

① 阳外阴内：此四字后原有"阳外阴内"四字，当为衍文，删去。

损胎之药，若然一错，则伤胎矣。

歌曰：蚖斑水蛭及虻虫，乌头附子配天雄。野葛水银并巴豆，大戟蛇蜕及蜈蚣。牛膝藜芦并薏米，金石锡粉黄雌雄。牙硝芒硝牡丹桂，代赭蚱蝉胡粉麝。芫花薇蔛草三棱，槐子牵牛并皂角。桃仁蛴螬和茅根，檽根硇砂与干漆。亭长波流茵草中，瞿麦茼茹蟹爪甲。猬皮赤箭赤头红，马力石蚕衣鱼奇。半夏南星通草蓬，干姜蒜棘及鸡子。驴肉兔肉不须供，孕妇饮食忌见。第卅三页下及谈产论①。

又且受娠，须当忌食。如食犯之，感动伤胎，切宜戒之者，此节照保产论的。鸡与糯米合食者则子多生寸白虫；羊肝令子多厄；食鲤、鲶鱼及鸡子者成疳多疮；食犬肉无声；食兔肉子缺唇，盖兔无雄而孕则口中吐出矣；鸭蛋、桑椹同食令子倒生、心寒；食鳖者项短损胎；豆酱并藿合食则胎堕矣；水浆绝产；食雀肉不耻多淫；食山羊多病；食姜子生疮；食蟹横生，虾蟆鳝鱼令子喑哑；食驴骡马肉延月难生。如此之类，无不验者，则知圣人胎教之法，岂不然乎？

受娠切忌节候胎杀：立春在房床之内；惊蛰在单扇之门；清明在门双扇；立夏小暑在灶之中；芒种②在母身；立秋在碓③正北，子位之方；白露在厨厕；寒露在门户不偏；立冬在户厨之下；大雪在炉灶；小寒在房及母身。

干日游胎杀，云：甲己日在门；乙庚日在碓磨；丙辛日临井灶；丁壬游厨廨之内；戊癸游米仓之中。

十二支日游胎杀，云：子丑日在中堂之内；寅卯辰酉在灶

---

① 第卅三页下及谈产论：此九字疑为抄录者批注语。
② 种：原作"中"，据文义改。
③ 碓（duì 兑）：木石做成的捣米器具。

之中；巳午日在门；未申日游临篱下；戌亥日游于房中。

六甲旬日游胎杀，云：甲子旬临窗碓；甲戌旬临正厅；甲申旬临中庭；甲午旬于房内游；甲辰旬临于房中安下；甲寅旬游外无从。

太史逐日游胎杀，云：每遇癸巳、甲午、乙未、丙申、丁酉五日，在房内北岸；庚子、辛丑、壬寅三日，在房内南边；癸卯一日，在房内西壁；甲辰、己巳、丙午、丁未四月，在房内东边；六戊、六巳在房之中。余日在外无占，切不宜位上安床帐扫舍，及妇妊之后切不可穿凿修掘、移钉、系篱壁、重物压之，如犯者则胎恐有伤，子母不利，总使①成人，必有破形、拳挛、跛缩、喑哑之苦，犯之极验。

十月受娠之病

妊娠一月名胎胚，宜食精熟酸羹、大麦，勿食腥辛，是谓才正。是月足厥阴养胎，不可针灸其经。足厥阴属肝，主筋及血，一月之时，血行痞涩，不为力事，寝必安静，毋令恐畏。如胎不安，并堕伤者，可服加减补胎汤。

加减补胎汤益肝，十四味

当归　茯苓　甘草　人参　阿胶　熟地　白术　黄芪　陈皮　杜仲盐水炒　白芍　续断　附米②　乌梅一个

又，一月阴阳新合，为寒多，为痛热，多卒惊，举重腰痛，腹满胞急。

妊二月名始膏，毋食辛臊，居必静处，男子勿劳，使百节

---

① 总使：纵使。总，通"纵"。宋·程垓《八声甘州》："总使梁园赋在，奈长卿，老去亦何为。"
② 附米：即香附。

皆痛，是谓胎始。是月足少阳脉养胎，不可针灸其经。足少阳属胆，主精，此时儿精成于胞里，当慎护之，勿惊动也。二月之内，若胎不安并数堕伤者，宜服艾叶汤。

艾叶汤养精，十六味

艾叶　人参　杜仲　阿胶　黄芪　川芎　当归　芍药　白术　熟地　陈皮　前胡　附米　茯苓　甘草　乌梅　姜三片引

煎服。

又，二月始，阴阳居经。有寒，多怀不成，有热即萎，悴①中风寒，有所动摇，心满，脐下悬急，腰背强痛，卒有所下，乍寒乍热。

妊娠三月名始胎，此时未有定象，见物而变，当端心正坐，清虚和一，而视美物，是谓外象而内感者也。胎养手心主②，是月③不可针灸其经。手心主者，内属于心，无悲哀思虑惊动，脉滑疾，重手按之数者，胎已三月也。若不安堕伤者，宜服茯苓饮子。

茯苓饮子清心，十二味

茯苓　当归　甘草　人参　川芎　附米　白术　陈皮　白芍　杜仲　黄芩　黄芪　枣引

又，三月为定形。有寒，大便青；有热，小便难，不赤即黄。卒惊恐忧愁，瞑悲喜，顿仆动于经脉，腹满绕脐苦痛，腰脊痛，卒有所下者。

妊娠四月，始受水精，以成血脉。宜食稻粳鱼雁，是谓盛血气，以通耳目而行经络。是月手少阳脉养胎，不可针灸其经。

---

① 悴：当作"猝"。
② 手心主：原作"主心手"，据文义乙正。
③ 是月：原作"月是"，据文义乙正。

手少阳内输三焦，此时儿六腑顺成，静形体，当和心志，节饮食。妊娠四月，欲知男女，左疾为男，右疾为女。此时慎勿泻之，必致产后之殃。若胎不安并堕伤者，宜服调中汤。

调中汤顺三焦，十五味

四物、四君加柴胡、续断、陈皮、砂仁、附米、乌梅一个、枣。

又，四月为离经。有寒，心下温温欲吐，胞膈满，不欲食；有热，小便难，数数①如淋状，脐下苦急。卒中风寒，头项强痛，寒热或惊动身躯腰脊，腹痛往来有时，胎上逼胞，烦不得安。

妊娠五月，始受火精，以成其气。宜食稻麦牛羊，是谓养气以定五脏。是月足太阴脉养胎，不可针灸其经。足太阴之穴在足内踝上三寸是也，内属于脾。此时儿四肢皆成，发初生，大饮大饱干燥炙炮热食并大。卧宜晏起，沐浴浣衣，深其居密室，厚其衣裳以避寒殃。毋太饥饱，毋食孔燥，毋太劳倦。脉重手按之不散，但疾不滑者，五月也。若胎不安，并堕伤者，可服当归汤。

当归汤益脾，十五味

四物、四君加黄芩、麦冬、续断、砂仁、陈皮、茯苓、附米。

又，五月毛发初生。有热，头眩心乱，呕吐；有寒，腹满痛，小便数。卒有恐怖，四肢疼痛，寒热胎动无常处，腹痛烦闷，时欲作者。

---

① 数数：小便频数，解不净貌。

妊娠六月，始受金精，以成其筋。身欲劳，无得①静处，出游走动。宜食鸷鸟猛兽之肉，是谓变腠理纫筋，以养其力，以坚脊膂。是月足阳明脉养胎，不可针灸其经。足阳明之穴在太冲上二寸是也，内属于胃，主口目，此时儿口目皆成，调五味，食甘美，毋太饱也。若饱，不安，堕伤者，宜服地黄散。

地黄散健胃，十六味

四君、四物加黄芩、麦冬、附米、陈皮、杜仲、苍术、茯苓、枣。

妊娠七月，始受水精，以成其骨。行动游走，勿使定止，动作屈伸，以运血气。宜食粳稻以密腠理，密室避风寒，是谓养骨而坚齿。是月手太阴脉养胎，不可针灸其经。手太阴之穴在手大指本节后白肉陷中是也，内属于肺，主皮毛。此时儿皮毛已成，毋多言哭，毋薄衣，毋洗浴，毋饮冷，居处宜燥。此月脉实大牢强者生，沉细者死。暴下斗余水者乃孤浆，预下其胎，必堕。若七月内胎不安并数堕伤者，可服葱白汤。

葱白汤养肺，十七味

四物、四君加黄芩、麦冬、五味、附米、紫菀、紫苏、续断、葱白、陈皮。

妊娠八月，始受土精，以成肤革。宜和心静息，毋使气急，是谓密腠理而光泽颜色。是月手阳明脉养胎，不可针灸其经。手阳明之穴在手义合谷是也，内属大肠，主九窍。此时儿九窍皆成，毋食燥物，毋辄失食，无忍大便。脉实大牢强弦紧者生，沉细者死。若胎不安堕伤者，宜物②服芍药汤。

---

① 无得：不要。
② 物：当为衍文。

芍药汤益血，十五味

四物、四君加柴胡、附米、陈皮、紫苏、杜仲、前胡、枣。

妊娠九月，始受石精，以成皮毛，六腑百节莫不备。宜饮醴食甘缓，带自持而待之，是谓养毛发，多才力。足①少阴脉养胎，不可针灸其经。足少阴之穴在足内踝后，微近下前动脉是也，内属于肾，主续缕。此时儿脉续缕皆成，毋处湿冷，毋着炙衣。若胎堕伤者，可服猪肾汤。

猪肾汤益肾，十六味

四君、四物加续断、附米、茯苓、麦冬、黄芩、陈皮、杜仲、猪肾一个。

煎汤煎药。

妊娠十月，五脏皆备，六腑齐通，纳天地之气于丹田，故使关节人神皆备，只候时而生。是月足太阳脉，不可针灸其经。足太阳内属膀胱。宜服滑胎药，每娠皆不能至满十月而胎损堕者，得服此药，遂安痊矣。可服芎劳补中汤。

芎劳补中汤养血，十七味

四君、四物加阿胶、五味、杜仲、附米、续断、陈皮、木香、茯苓、艾叶。

恶阻第一

妊娠恶阻病者，昝殷②谓之子病，巢氏谓之恶阻，皆由妇人气血虚羸，又兼当风饮冷太过，当风取凉，中脘宿有痰饮而受孕也。经血既闭，饮血相搏，气不宣通，遂致四肢烦疼沉重，

---

① 足：原作"是"，据文义改。

② 昝（zǎn 攒）殷：唐末蜀地名医，成都（今属四川）人，生平无可详考，擅长妇产科，著有《经效产宝》。

头目昏眩，恶闻食气，好食酸盐，多卧少起，甚作寒热，心中愦闷，呕吐恍惚，不能支持，切勿作寒病治之。但六脉俱匀者，乃孕脉也。宜豁痰导水，理气养血则安矣。可服白术散。

白术散十六味，止呕，如所思之物任意食之

四物去地黄，四君去黄芪，加砂仁、陈皮、草豆蔻、藿香、茯苓、乌药、附米、竹茹、前胡、枣。

痰逆不思饮食第二

妊娠痰逆，不思饮食者，因水饮停积，结聚为痰，人皆有之，少则不为害，多则成病。妨食呕逆甚者伤胎，皆为胃气不调，风冷乘之于胃，亦为恶阻，比前尤甚。三月至九月皆有是症，可服安胎散。

安胎散十五味，止呕清痰

四物、四君去黄芪，加陈皮、紫苏、葛根、砂仁、前胡、竹茹、大腹皮、茯苓。

胎动不安第三

妊娠胎动不安，因冲任脉虚，胞门子户受胎不实，并饮酒房室过度，损动不安，或登高上厕，风吹阴户，入于子宫，皆令胎动也。有因击触而胎动也者，有用力伤胎恍惚，一切胎动不安者，可服安胎饮。

安胎饮十五味，实冲任养血

四物、四君加茯苓、续断、杜仲、附米、艾叶、阿胶、葱白。

漏胎下血第四

妊娠漏胎下血者，因妇人血盛气衰，其人必肥。又有娠妇月信每至准者，亦未必因血盛也，谓妇人荣经。有风则经血喜

动，以其风胜也。所来者非养胎之血也，以治风药，经信可止。不可服补暖之剂，使胞门子户为药所操，使新血不滋，旧血不下行，致使堕后必崩带下，不能痊矣。可服秦艽汤。

秦艽汤十六味，止血安胎

秦艽 杜仲 续断 艾叶 地榆 附米 陈皮 前胡 阿胶 防风 白芍 黄芪 白术 条芩 川芎 葱白

又有妊，经血不时而下，名胎漏，可作漏胎治之。前方内加熟地、茯苓、牡蛎、人参、当归、益智。

卒然下血第五

妊娠卒然下血者，因冲任脉虚，又因劳役、喜怒、哀乐，饮食生冷，触冒风寒，冷热不调，卒然损动，故血卒下，腰腹疼痛，可服安胎饮。

安胎饮十六味，止血定痛

四物、四君加艾叶、续断、杜仲、醉芩①、牡蛎、附米、地榆、阿胶、茯神，去甘草。

惊动胎及僵仆第六

妊娠惊动胎及僵仆者，因怀娠之时，行动倒仆，或从高堕下，伤损胞络，甚至血下胎伤，而血伤气逆，胎随气上抢心。其母面赤舌青，口无沫出者，子死母活；唇口俱青，沫出者，母子俱死；面青舌赤者，母死子活；若下血不止，胞燥胎枯，令子亦死。若僵仆无血下，轻者可服安胎饮。

安胎饮益胎养血

砂仁为君 炒秦艽 艾叶 附米 当归 白术 白芍 醉芩

---

① 醉芩：酒炒黄芩。

紫苏　黄芪　川芎　陈皮　杜仲　童便

如有血下者加地榆、牡蛎。

如血下疼痛不已，口噤昏沉者，可服佛手散试胎：当归、川芎，加酒、童便。煎，灌下探之，若胎活动，面色不赤，舌色不青，其子未死。若痛止则胎无事，可用前安胎饮治之。若胎不动，唇口俱青，沫出昏沉者，子母俱死，不可治之。若胎探不动，面赤舌青，腹冷者，已知胎死也，母无事，可服佛手散下之，此症难治。

川芎　当归　赤芍　生地　益母　白芷　红花　陈皮　干姜　官桂　甘草　蒲黄　童便　鹿角屑　麝①少些

胎气上逼第七

妊娠胎气上逼，胀疼闷绝者，名子悬也。妊娠养血气调和，则胎安矣，后又易产。若节适失宜，则血气乖理，儿在胎亟动近上，后产亦难。而有此症，又临产用力，气逆上逼于心，则闷绝膜满疼痛，胎下乃苏，甚者死矣。所看母面赤舌青，子死母活；面青舌赤沫出，母死子活；唇口俱青，沫出昏沉，子母俱死，不可治之。但遇此症，急服紫苏饮。

紫苏　白芍　陈皮　川芎　当归　甘草　大腹皮　白术　黄芩　乌药　木香　黄芪　艾叶　附米　厚朴　葱白

误服毒药第八

妊娠误服毒药，伤动胎气者，其人憎寒，手指、唇口、爪甲青白，面色黄黑，或上抢心闷绝，血下不止，冷汗自出，喘满者，可服阿胶散。

---

① 麝：原作"射"。

阿胶散解毒安胎

四物加白扁豆、艾叶、茯苓、黄芪、附米、陈皮、阿胶、牡蛎、葛根，四君去人参。血下多加地榆；如昏重用前佛手散探之，探得胎死，亦用佛手散下之。

心痛第九

妊娠心痛者，因风邪痰饮乘于心，邪气搏于正气而作痛也。若伤其心则无治矣。乍安乍甚者，乃心支别络而痛也。痛而不已者，气乘胞络，伤损子脏，则令胎动不安，久而不治者，必伤胎也。可服白术散。

白术散定痛安胎

四物去地黄，加白术、茯苓、木香、甘草、陈皮、竹茹、附米、前胡、紫苏、乌药、玄胡。

心腹痛第十

妊娠心腹痛者，因宿有冷气，或新触风寒，脏虚，邪正相击，随气而行，冲上则心痛，攻下则腹痛，疼系胞络，必致堕胎。多因风寒、湿冷、痰饮与脏气相系，故痛也。可服当归芍药散。

当归芍药散定痛安胎

四物去地黄，加白术、茯苓、泽泻、陈皮、木香、砂仁、甘草、附米、乌药、前胡、紫苏、葱白。

中恶第十一

妊娠中恶者，忽然心腹刺痛，闷绝欲死者，谓之中恶。言邪恶之气中胎伤于人也。然则精神衰弱血不和，故邪气得以中之，久则动胎，可服当归散。

当归散止痛安胎养血

四物去地黄，加陈皮、吴茱萸、木香、白术、附米、乌药、前胡、葱白、紫苏、砂仁、甘草、生姜二片。

腰腹背痛第十二

妊娠腰腹及背痛者，盖肾主腰，因劳伤损动，风冷乘之，入腰则腰痛，入腹则腹痛，其痛相引背痛也。妇人肾以系胞，痛不止者。

通气散定腰痛背痛

四物去生地，加葱白、阿胶、茴香、破故纸、杜仲、萆薢、山药、续断、橘核、防风、独活、附子、甘草。

小腹痛第十三

妊娠小腹痛者，因胞络宿有风冷，或冷气所伤，受妊血不流通，冷血相搏故痛，甚者动胎也。可服当归散。

当归散益元补血，安胎止痛

四物加防风、杜仲、紫苏、艾叶、白术、茯苓、附米、乌药、木香、陈皮、砂仁、甘草，去生地。

心腹胀痛第十四

妊娠心腹胀痛者，由腹内宿有寒气，致令停饮。妊妇因重触冷饮发动，与气相干，故作胀满也。宜服仓公下气汤。

仓公下气汤消胀安胎

四物去地黄，加茯苓、大腹皮、陈皮、紫苏、前胡、白术、附米、厚朴、杜仲、木香、乌药、甘草。

数堕胎者第十五

妊娠数堕胎者，荣卫调和则经养足，故胎得安。若血气虚损，子脏风冷所苦，则血气不足，故不能养胎，所以数堕也。妊妇腰痛者，将堕胎候也。可服受胎饮，养血入子宫。

四君、四物加续断、杜仲、茯苓、附米、艾叶、陈皮、紫石英为丸可加。

胎不长养过年不产第十六

妊娠胎不长养，过年不产者，因有宿疴疾病而后有妊，或有妊节适失时，调理乖宜，致生疾病，并令脏腑虚损，血气衰弱，使胎不安也。可服药去其病。

黄芪散益气补血安胎

四君、四物加牡蛎、陈皮、茯苓、前胡、附米、续断、紫苏。

得病欲去胎第十七

妊娠得病，欲去胎者，夫孕妇羸瘦或挟病，气血枯竭，不能养胎，终不能安者，可下之，免害妊妇也。可服牛膝汤。

牛膝汤去胎

牛膝　桂心　瓜蒌　瞿麦　当归　蟹爪①　麦芽　川芎　甘草　南星　枳壳　童便

堕胎后下血不止第十八

妊娠堕胎后，血下不止者，由堕后复损其经脉，既虚，故血下不止也。宜服药止之，否则闷烦乃至死矣。可服龙骨散。

龙骨散止血

阿胶　艾叶　龙骨　当归　生地　伏龙肝　地榆　丹参　附米　醉芩　牡蛎　陈皮　白芷　川芎　黄芪　鹿角屑

十月未足而痛如欲产第十九

妊娠十月未足而痛如欲产者，因劳役怒气，调养不节，或

---

① 蟹爪：原作"蟹瓜"，据文义改。蟹爪，见《本草经集注》，为方蟹科动物中华绒螯蟹的爪。可破血、消积、堕胎，治产后瘀积腹痛、癥瘕、产难等。

房劳所伤，或负重闪朒①，因宿有冷气，故有此症。可服安胎饮。

安胎饮定痛

四物去生地，加知母、杜仲、木香、续断、附米、陈皮、乌药、紫苏、白术、醉芩。如见血加地榆、艾叶、牡蛎。

断产第二十

妊娠欲断产者，不易之事。亦有临产艰难，或生育不已，或不正之属，为妮②为娼，不欲受孕而欲断之者，有用水银、虻虫、水蛭之类，虽不复孕，难免受病。此方平和，可服断孕汤。

断孕汤行经一净就服

四物加芸亭子、牛膝、瞿麦、天花粉、豆豉、升麻、葛根、甘草、陈青皮。加寒水石煅过。

又方：用蚕故纸③烧灰，每服准准四分，平日经行后三朝日，空心好酒调下。或半常经行后用败龟板烧灰，空心好酒调下。总然不断，亦隔远矣。加煅过寒水石尤妙。

咳嗽第二十一

妊娠咳嗽者，肺感于寒，寒伤于肺，乃成咳嗽也。然肺主气而外合皮毛，窍不密则寒邪乘虚入肺，但五脏六腑俱受于肺，以时感于寒而为嗽，谓之子嗽。久必伤胎，可服紫菀汤。

紫菀汤止嗽安胎

贝母君　前胡　桑皮　紫菀　白术　甘草　黄芩　桔梗

---

① 朒（nǜ nü）：扭，折伤。原作"肭"，据文义改。
② 妮：当作"尼"。尼姑。
③ 蚕故纸：又名蚕退纸，为蚕蛾科家蚕蛾卵子孵化后的卵壳。

紫苏 麻黄 陈皮 知母 五味 杏仁 当归 赤茯

喘加腹皮、兜铃、款冬花。

吐血衄血第二十二

妊娠吐血、衄血者，皆由忧思惊怒伤于脏腑，气逆而致吐衄。心闷饱满，甚者难治。此症多致损胎也，可服必胜散。

必胜散 止血安胎

四物加生熟地、醉芩、甘草、前胡、麦冬、黄芪、白术、刺蓟、阿胶、马勃、陈皮、茯苓、天冬。

子烦第二十三

妊娠子烦闷者，有四症：有心中烦，有胞中烦，有虚烦，有子烦，皆由热也。子烦者，皆以四月受少阴君火气以养精，六月受少阳相火气以养气，所以如是。又有不拘两月，若烦闷者，由母调理失宜，七情感动，以致心惊胆怯也，皆是脏腑虚而热，乘于心为心烦，但烦热而已，故曰虚烦。有痰饮而呕吐涎沫，五心烦热，名曰胞中烦，则令胎不安。不可一概作虚烦治之，可服麦冬散。

麦冬散 解烦闷安胎

麦冬 白术 白芍 陈皮 甘草 人参 续断 柴胡 川芎 黄连 枣仁 防风 黄芩 淡竹叶 茯苓 知母 黑枣

烦躁面赤口干第二十四

妊娠烦躁面赤口干者，由太阴脾经，其气通于口，少阴心经，其气通于舌。脏腑气虚，荣卫不理，阴阳隔绝，热乘于心脾，津液枯竭，故令心烦也。宜服知母散清热安胎。

人参 麦冬 栀子 柴胡 茯神 花粉 川芎 淡竹叶 甘草 黄芪 白术 知母 葛根 白芍 黄连 酒炒

中风第二十五

妊娠中风者，皆四时八方之气为风也。当以冬至日，风从其向来者长养万物，不从其向者名为虚邪贼害，人体虚弱则中之。凡五脏俞皆在背，风邪皆从俞而入，随所伤其脏腑经络也。若不早治，则令堕胎。可服防风散。

防风散 祛血安胎

防风 防己 葛根 秦艽 白术 乌药 独活 羌活 杏仁 前胡 黄芩 甘草 当归 川芎 白芍 续断 菊花 僵蚕

风痉第二十六

妊娠风痉者，因体虚受寒而伤太阳经，后复遇风寒相搏，发则噤口背强，名之曰痉，又曰痉乏候。冒闷①，不识人事，须臾自醒，久复作，谓之痫，亦名之冒。甚者角弓反张，作中风治之，如子痫。风痉者，可服葛根汤。

葛根汤 定痫安胎

葛根 防风 防己 当归 白芍 人参 川芎 茯神 陈皮 甘草 独活 黄芩 麻黄 僵蚕 升麻 杏仁 竹沥 白术

腹内鬼胎第二十七

妊娠腹内鬼胎者，由荣卫虚损，精神衰弱，使妖魅鬼精入于脏腑，状如怀娠，腹内如抱一瓮，故曰鬼胎也。如下血黑块或触饮水等物痛甚者，可服雄黄散。

雄黄散 祛胎保命

雄黄 鬼臼 芫花根 川芎 吴茱萸 秦艽 柴胡 僵蚕

---

① 冒闷：原作"胃闷"，据文义改。

巴戟　玄胡　牛膝　厚朴　斑蝥　甘草

上味为丸如桐子大，每服三丸，日进二服，空心清水吞下。打出虫如马尾，如蛇，如卵，如白膏、豆汁者，其病方除。

伤寒第[①]二十八

妊娠伤寒者，乃冬时严寒，气体虚弱，为寒所伤，春即成病者为伤寒。轻则寒热微，咳嗽鼻塞，重则头疼体痛，后转为热，腰疼体重，甚则伤胎。可服柴胡散。

柴胡散逐寒退热护胎

紫苏　葛根　当归　川芎　黄芩　升麻　知母　贝母　门冬　茯苓　柴胡　前胡　陈皮　甘草　苍术　白术　葱白

时气第二十九

妊娠时气，乃四时之间有非节之气，如春暖反寒，夏热反凉，秋凉反热，冬寒反暖。此非节之气，无人不伤，长少虽殊，病则相似，挟于表里。此时气也，重则日久伤胎，可急服秦艽散。

秦艽散逐风寒安胎，感冒风寒一类

秦艽　柴胡　黄芩　前胡　紫苏　葛根　升麻　枳壳　桔梗　陈皮　甘草　白术　茯苓　山栀　石膏　葱白

热病第三十

妊娠热病者，因冬时严寒触冒伤风，藏于肌肤，夏乃发壮热头痛，又为暑病，即热病也。此乃寒气蕴积，发即为病。若妊娠遇此，多致堕胎，可服栀子五物汤退热消暑安胎。

栀子　葛根　麦冬　知母　陈皮　柴胡　黄芩　白术　前

---

① 第：原缺，据上下文例补。

胡　甘草　赤茯　香薷　石膏　升麻　葱白

热病胎死腹中第三十一

妊娠热病胎死腹中者，因患热病，至六七日以后，脏腑极热，蒸煮其胎，是以致死。缘见死胎，冷不能自出，但服黑龙散暖其胎，须臾即出。何以知其胎死者？母舌青黑色及腹冷者，是其兆也。可急服黑神龙。

黑神龙去胎保命

赤芍　桂心　归尾　干姜　蒲黄①　白芷　附米　甘草
黑豆　生地　益母草　陈皮　红花　朴硝　鹿角屑　童便

疟疾第三十二

妊娠疟疾者，由夏伤于暑，客于皮肤，至秋劳动气血，腠理虚而风邪乘之，发动前暑，阴阳交争，阳盛则热，其脉弦数，阴盛则冷，其脉弦迟。发日晏者，由风邪客于风府，循膂而下，卫气一日一夜大会于风府，故发日晏。发日早者，卫气之行风府，一日下一节，二十一日下至闾尾骶，二十二日入于脊内，上至于伏卫之脉，其行九日出缺盆之内，其气上行，故发早。间日发者，由风邪内搏五脏，横连募原，其道远，其气深，其行迟，不能日作，故间日发也。但寒热气蒸，多致损胎，急服祛邪散。

祛邪散逐寒退热安胎

香薷　青皮　白术　陈皮　甘草　茯苓　砂仁　前胡　黄
芩　柴胡　麦冬　人参　乌梅　苍术　川芎　白芍　藿香　草
果　红枣

---

① 蒲黄：原作"薄黄"，据文义改。

霍乱第三十三

妊娠霍乱者，乃阴阳不和，清浊相干，气乱于肠胃，为霍乱也。但饮食过度，触冒风冷，使阴阳不和，胃虚乃受之也，甚则伤胎，可服白术散。

白术散 定霍乱，安胎

香薷　人参　陈皮　甘草　缩砂　藿香　乌药　木瓜　干葛　竹茹

同五苓散加平胃散。如心胸热闷，加炒黄连、升麻。

泄泻第三十四

妊娠泄泻，冷热不同，但泄泻不一。或饮食不节，或暑气相干，或内伤饮食，脾胃虚弱而受之，使米谷不化，小肠热使水不行，致清浊相干，肠鸣腹痛，故泄泻也。可服人参白芷散。

人参白芷散 止泻安胎

四苓、平胃散加人参、砂仁、肉果、木香、当归、香薷。

下赤白痢第三十五

妊娠下赤白痢者，由经血既闭，脏气不理，脾胃易感，或恣食腥肥生冷，脾胃停滞不化，冷热相搏，故令心腹刺痛，赤白杂下，故谓滞下。皆大肠虚，冷热不调，客于肠间，热气乘之则赤，冷气乘之则白，冷热相干，赤白相杂，热气乘血，血随气行，散入大肠，故为血痢，甚者伤胎，可服阿胶散。

阿胶散 散毒定痛，止痢安胎

阿胶　人参　白术　黄芪　茯苓　当归　川芎　白芍　陈皮　甘草　黄连　黄芩　肉果　枳壳　干葛　苍术　香薷　诃子　缩砂

赤加地榆，白加木香、艾叶。

大小便不通第三十六

妊娠大小便不通者，由脏腑气实而生热，热者随停之处则成病也。若热结大肠，则大便不通；结于小肠，转入脬①内，则小便不通；若热结大小肠，则大小便皆不通。可服猪苓散。

猪苓散 通利安胎

猪苓　茯苓　陈皮　甘草　升麻　枳壳　木通　滑石　紫苏　葱白　百合　黄连　槟榔　大黄　附米　当归　白芍　川芎　熟地

如大便不通去滑石、木通、猪苓、黄连；如小便不通，去枳壳、槟榔、大黄、紫苏。

子淋第三十七

妊娠子淋者，由肾虚膀胱热也。虚不能制水则小便数也，膀胱热则小便涩而数。盖娠胞系于肾，肾虚热而成淋，甚者心烦闷乱，以致胎动，可服安荣散。

安荣散 利淋安胎

四物去生地，加麦冬、滑石、甘草、人参、赤茯、黄芩、知母、附米、黄柏、灯心、木通。

遗尿不知第三十八

妊娠遗尿不知者，乃胎水满故也，宜服白薇散。

白薇散 止遗安胎

四物、四君去白术，加白薇、牡蛎、益智、陈皮、甘草、附米、桑螵蛸、白矾。

---

① 脬（pāo 抛）：膀胱。

尿血第三十九

妊娠尿血者，劳伤经络，有热在内，乘于血，血得热则沉渗入脬内，致令尿血，或痛或寒或不痛者，可服加减五苓散。

五苓散止尿血，安胎

五苓散去桂，加四物汤，加续断、阿胶、黄连、黄柏、甘草、生熟地。

胎水肿满第四十

妊娠胎水肿满者，由脏气本弱，因娠重虚，脾土不能制肾水，血散入四肢，遂致腹胀，手足面目皆浮肿，小便闭涩。凡妇人宿有风寒冷湿，妊娠时脚肿，俗呼为皱脚。亦有通身浮肿者，名曰胎水。皆因饮食过度，湿积脾胃，致使头面手足浮肿，热水渍于胞，儿未成形则胎损。若临产脚欲肿者，乃胞脏水少血多，水出于外则易生，名曰脱脚。因脾虚不能制水，血化成水也。诊其脉浮、肌满、喘者，其胎必坏也，宜服肾著汤。

肾著汤消肿安胎

四物去地黄，加附米、陈皮、甘草、木香、白术、黄芩、茯苓、腹皮、羌活、苍术。加桑皮、防己、紫苏。

子气第四十一

妊娠自三月成胎后，两足自脚面渐肿至腿膝，行步难辛，以致喘闷，饮食不美，似水气伏于脚，指间有黄水出者，谓之子气。此由素有风气，或冲娠有血风，未可妄投汤药，直至分娩方消。亦恐将产之际费力，有不测之患，可服天仙藤①散祛肿、养血、安胎。

---

① 天仙藤：原作"仙天藤"，据文义乙正。

天仙藤　厚朴　当归　附米　白术　乌药　杏仁　人参
甘草　茯苓　紫苏　白芍　腹皮　陈皮

腹内钟鸣第四十二

妊娠腹内钟鸣者，或儿在腹中哭，名曰子鸣。此则无血养胎，故鸣于胞下也，宜服补胎饮。

补胎饮 安胎养血

四物、四君加黄连、黄芩、附米。或用芎、归、连三味为末，服一两，米汤下，立止如神。

孕痈第四十三

妊娠孕痈者，因怒气伤肺，或冷热之食所伤，或饮生冷，致伤肺经，则成咳嗽，重发喘急，久则肺伤损坏，咯吐臭痰，或有红黄之色，或脓或血，胸中疼痛，胀满喘急不得卧者。此症最为难治，急服乌药顺气散消痰、止血、安胎。

乌药顺气散

白术　白芍　乌药　归身　川芎　黄芩　羌活　独活　陈皮　甘草　防风　桔梗　连翘　人参　附米　紫菀　苡米

痛加乳香、没药；热甚加柴胡。

不语第四十四

妊娠不语者，非病也，因胞络之脉绝也。胞络者系于肾，少阳之脉贯肾系舌本，故不能言。五六月者，盖血少不能运于肺，口热不能言，肺乃咽门之络，血不润于喉而不能言也。但服寻常药，得产下便语。以为医之功，岂其功哉？须服保生四物汤。

保生四物汤 生血安胎

四君、四物加黄芩、附米、五味、紫菀、茯神、陈皮、桔梗、木通。

伤食第四十五

妊娠伤食者，乃饮食不节，生冷毒物致伤脾胃，此最难用药，不可妄投别药，宜服白术散。

白术散 消食安胎

平胃、四物去地黄，加白术、茯苓、苏叶、人参、诃子、青皮、木香、腹皮、砂仁炒。

脏躁悲苦第①四十六

妊娠脏躁，悲伤欲哭，像如神灵，无故悲泣，心虚惊悸数次者，服大枣汤定神安胎。

四物、四君去白术，加大枣、麦冬、小麦、竹茹、茯苓、附米、茯神、陈皮。

身居富贵难生第四十七

妊娠身居富贵难生者，口厌甘肥，喜乐不常，食物不节，既饱就卧，致令胞胎肥厚，根蒂坚牢，行动艰难，以致临产难生，可服催生汤。腰腹痛者可服。

当归　川芎　赤芍　官桂　陈皮　甘草　白芷　附米　枳壳　益母　木香　厚朴　南星　车前　葵子　麻黄　百草霜

一方加乳香二钱，血余烧灰二钱。

秘传催生丹

葵子　车前　白芷　官桂　珍珠　益母　急性子　百草霜

滑胎第四十八

妊娠滑胎者，受胎十月，形体成就。八月合进瘦胎易产之

---

① 第：原缺，据上下文例补。

药。今世医多用枳壳散，非为不是，若胎体肥实，可以服之。况枳壳大能瘦胎，胎气本怯，岂可复瘦之乎？不若进无忧散安胎益气，令子坚小无病，多少稳当，宜服保生无忧散。

保生无忧散滑胎①

四物去地黄，四君去黄芪，加枳壳、附米、陈皮、诃子、神曲、麦芽、紫苏。

心悸不宁第四十九

妊娠心悸不宁，气闷，或为喧呼悸乱，睡里多惊，两脐膨胀，腹满连脐急痛，坐卧不安，气急逼迫，胎惊内热者，皆血少，热乘心之故也，宜服大圣茯苓散。

大圣茯苓散安神保胎

当归　白芍　川芎　熟地　麦冬　陈皮　厚朴　附米　木香　黄芩　黄连　黄芪　茯神　人参　白术　甘草　紫苏　茯苓

二月至六七月②见红第五十

妊娠二月至六七月见红者，皆因饮食生冷之物，并劳力、房室、怒气，以致此疾。如见红少一二日者，可安用妊娠惊胞见血治；如血来多一二日者，用妊娠卒然下血治；如见血不论多少五六日，日久不可安，宜服佛手散下之。如见红日久，其胎必死，以此下之。若六七月有此病者，用产后子死腹中治。

当归　川芎　白芷　陈皮　甘草　黄芩　官桂　牛膝　鬼臼　葵子　瞿麦　益母　赤芍　滑石

---

① 滑胎：当作"安胎"。
② 月：原作"日"，据上下文义改。

经隔或妊或气第五十一

妇人经隔二三月，或妊或气隔，忽然崩如山，寒热腹痛者，皆因气伤，可服加减养血当归汤止崩。服药后无血无落者，作调经内崩暴下血治。

生地　白芷　益母　牡蛎　棕灰　续断　陈皮　甘草　黄芪　柴胡　黄芩　当归　川芎　丹皮

痘疹第五十二

妊娠痘疹者热，毒血攻胎则难治矣。如六月至十月难治，一月至五月虽颇易治，亦不可用杂药。如发见者，可加升麻，未见者不用升麻；若见三四日者，亦不用升麻，可加茯苓是矣。宜服保胎解□[①]白术散。

白芍　升麻　葛根　甘草　当归　川芎　人参　白术　茯苓　前胡　陈皮　桔梗

有热加柴胡、黄芩。

饮食如常烦热第五十三

妊娠病饮食如常，烦热不得卧而反倚息，以致胞系了戾，不得溺，故致此疾，名曰转胞。但利小便则愈，宜服茯苓散。

茯苓散利小便安胎

四苓、四物去地榆[②]，加升麻、苦参、滑石、附米、陈皮、甘草、木通、腹皮、黄芩。

头眩目晕第五十四

妊娠头眩目晕，视物不见，腮顶肿核者，皆因怀妊久居火

---

① □：据文义，当为"毒"字。
② 地榆：疑误，当为"地黄"。

阁，衣厚，多食辣热之物，致令胎热，肝脏壅热，风充入脑也。若加涎壅，危在须臾。可忌酒面、煎炙烧烤、豆腐、辛辣一切热毒。房室如若不忌，眼不复明。可服四物汤。

四物汤定头目安胎

当归　川芎　白芍　荆芥　防风　天冬　菊花　羌活　甘草　陈皮　附米　黄芪　柴胡　白芷　黄连　茶叶　苍耳草　蔓荆子

喘急胁痛胀满第五十五

妊娠喘急，两胁刺痛胀满者，因五脏不利，气血虚羸，口食生冷或热增寒，唇青面白，筋脉拘挛，骨节酸痛，皮毛干涩，上气喘急，或大便不通，或呕吐频频，可服平安散。

平安散定喘消胀安胎，十五味

前胡　当归　桑皮　陈皮　紫菀　厚朴　桔梗　竹茹　马兜铃　乌药　紫苏　川芎　甘草　五味　大腹皮

坐草蓦然气痿第五十六

妊娠坐草，蓦然气痿，目翻口噤者，皆因恣意喜怒，遂致卫竭荣枯，胎转难动。坐草用力过度，腹痛不能熟忍，目翻口噤，面黑唇青，沫出口中，子母俱损。若两脸①微红，母活子死，急服来苏散。

来苏散定口噤

四君、四物加木香、陈皮、神曲、麦芽、附米、诃子。

寒热如疟第五十七

妊娠寒热如疟，皆由风寒之气中入也。夫风为阳邪，阳化

---

①　脸：当作"睑"。

气而为热；寒为阴邪，阴化气而为寒。阴阳交争，虚实不调，而成寒热。无时度者，乃气血虚之故也，宜服大安散。

大安散逐寒退热保胎

八珍散加陈皮、黄芩、知母、牡蛎、附米、柴胡、前胡。

两胎一生一死第五十八

妊娠两胎一生一死者，盖胎在胞以血气滋养，若冷热失宜，房劳负重，气血虚弱，则胎燥瘆而有此病。要令死者出、生者安，此方神验。候其胎上冷，是胎死矣。如鸡抱子，热者为禄，寒者为独，必腹半边冷、半边热是也，可服乌龙丹。

乌龙丹逐死安生

蟹爪　甘草　阿胶　当归　川芎

胸痞第五十九

妊娠胸痞者，由寒气客于脏腑，气上冲胸，心下愊愊①如满热，噎塞习习②痹痛，饮食不下，谓之胃痞也。脾胃渐弱，亦能损胎，久则毙矣。可服理气汤。

理气汤通塞安胎

四物去地黄，加枳实、枳壳、木香、砂仁、乌药、陈皮、附米、桔梗、茯苓。

乳自流出第六十

妊娠乳自流出者，谓之乳泣。此因脏腑羸弱，元气虚薄，乃血气不足也，可服八珍汤。

四物、四君加黄芩、附米、陈皮、茯苓。

---

① 愊（bì 毕）愊：烦闷貌。
② 习习：形容辛辣、痛痒等感觉。

五脏不足第六十一

妇人五脏补不足，秘固真元，调和荣卫，久服明目注颜，交摄心肾。男子无儿，女子不孕，并宜服之上丹。此方累服累效，名暖宫种子丹。

暖宫种子丹

五味　百部溢浸，一两　菟丝子酒蒸，研　肉苁蓉溢浸　杜仲炒　巴戟去心　远志去心　白茯苓　山药　枸杞子　蛇床子另研　防风

以上各二两为末，煅蜜成丸，如梧子大。每服五十丸，空心温酒、盐汤任意下。春煎枣汤下；夏加五味子四两；秋加枸杞子六两；冬加远志六两；四季加肉苁蓉六两。

又方加当归、熟地各六两。

临产脉解

欲产之妇脉离经，沉细而滑也同名。夜分觉痛应分诞，来日日午定知生。

一呼三至曰离经，此是阳加于阴二部。一呼一至亦曰离经，此是阳加于阴四部也。经者，常也。谓脉离常经之处，因而之脉行日夜周而复始，亦不在所起之经，再起亦曰离经也。临产之妇，脉见沉细而滑者，肾脏本脉之形。然肾系胞络，见此脉者，亦与离经之脉同名也。若妊娠妇夜半时觉腹痛，定知来日午时当分娩也，盖谓子午相对，正半日时数也。

身体重热寒又频，舌下之脉黑复青。反舌上冷子当死，腹中须遭母归冥。

凡妊妇身体沉重者，胃气绝也。又体热寒燥频并者，阳气衰，阴气盛也。若舌根下脉见青黑色及舌反卷上，冰冷不湿者，子母俱死之候也。

面赤舌青细寻看，母活子死定应难。

凡妊妇面色赤是荣气流通，母活之候。舌上青色是妊娠脉络绝，胎死之候也。

唇口俱青沫又出，子母俱死总旧判。

若妊妇唇口俱青色者，荣卫气绝也。又口中吐出痰沫者，脾胃之气俱绝，此是子母俱死之候也。

面青舌青沫又频，母死子活定知真。不信若能看应验，寻之贤哲不虚陈。

凡妊妇面与舌俱青，又频吐痰沫者，是产母荣卫肾气俱绝散，胎气上冲之候。如胎先下，其子得活。若未见下，此候子母俱死。皆贤哲应验之，不是虚诞妄陈之说也。

新产之脉缓滑吉，实大弦急死来侵。

凡新妇产之后，其脉来缓滑者，为血气通和，是生活之吉兆也。若见实大弦急之脉则凶，乃必死之脉也。

沉重微小亦应吉，忽若牢坚命不停。

若产妇脉诊得沉重微小者，此是形虚脉虚，故曰应吉兆之脉。忽然诊得坚牢实之脉，是脉盛形瘦相反，性命不可停留，必死之兆也。

寸口涩疾不调死，沉细附骨不绝生。

若产后寸口脉涩疾，大小不调匀者，此是血气衰绝，故云死也。若重手按之乃得其脉，沉细附着于骨，不断绝有力者，此生活之兆也。

审看此候分明记，长须念此心经①。

凡为医者，宜详审脉症分明，记忆于心胸。

---

① 长须念此心经：此句原缺一字。

产 后

夫妇人者，非止临产须忧，产后大宜调理。如不谨慎，倘若触犯，则有四不活之条：一者身体强直，有如反张，小腹胀满，名曰蓐风。此因产门入风，遂致不救。二者产后气急，喉中如猫声。此因败血冲心，入喉中，万无一生也。三者产后中风，初病腿腰强，筋急角弓，牙关紧急。因七日未满劳动，百日之中伤于房室，此皆好自伤于房室，死也。四者产后面色黑及遍身黑靥①者，因败血入于皮肤，百无一生也。

凡人之生产者，要知十一产，则无损伤。一者正产，怀胎十月，腰腹俱痛，浆破血下，其子遂生。二者伤产，收生之人却教产母虚乱用力，儿身方转，被母用力一逼，使儿错路，忽横忽逆，此伤产也。三者催产，忽有经数日，之前分明正产，恐儿难生，便服催生之药，令儿速下，此催生也。四者冻产，盖冬月天气寒冷，产妇脱去下部绵衣，血冷则凝结，致儿难生，须当温之。五者热产，暑热之月产，虚人多逼袭，盖血得热则散，又热则上蒸，恐成血晕，合当清之。亦不可任意取凉，恐惹大患。六者横产，子下先露手背，因产母用力太过，缠痛儿身，未顺坐早，用力一逼，致儿身横，合宜戒之。七者倒产，因母胎气不足，关键不牢，用力太早，致儿不得转身，逮先露其足。八者偏产，因儿回转未顺，生路未正，被母用力一送，致儿头偏左偏右，或左额角右额角，谓之偏住也。久者碍产，儿身露顶正用，因儿回身，肚带攀其肩，以此不下也。十者坐产，儿生时当从高处牢系一手巾，令母手攀之，轻轻曲足坐身，

---

① 靥（yǎn 演）：黑痣。

妇科秘兰全书

三四

令儿生下。非令产母临产时坐著一物。十一盘肠产者，临产则肚肠先出，然后产子，产子之后，其肠不收，甚是苦楚，以蓖麻子十四粒，去壳，研如膏，贴产母头顶中，肠收即忙拭去，又名推肠生。且如半产一节非正产，正产如果中栗熟其壳自开，两无所损。若半产则比之采果用新栗碎其肤壳，损其皮膜，然后取得其肉，致胎脏伤损胞药断去而后胎可坠下。皆因月未满足误服药饵，或寒邪热毒所伤，或举重跌扑，或犯禁忌，或冲任脉虚满下所致。大抵半产须加十倍调治。

夫正产有娠六七个月，切忌恣情交作、十月饮酒、叫怒、洗头，临产必难。将产之初，先脱寻常所穿之衣以笼①灶头及灶口，则易产。不可闹喧，宜谨选一熟善生婆及得力家人扶持，无使挥霍，致令产母忧恐。若下腹中痛，且令扶行，或痛或止，名曰弄痛。不可便行试水，以手探听。产母坐卧切须熟忍，或服催生符药，却不可曲腰眠睡。如遭腰引痛，眼中若见火色，此是儿转。盖肾系于腰，胞系于肾，贴脊更尽，脉转甚弦如急珠者，即其验矣。坐草之时切勿太早，恐子在腹中难于转侧，及胞浆先破，子道干涩，皆难产。务要产母惜力，若胸中热闷，以蜜一匙，新汲水调下，直待儿逼产门，头面端正，然后令人抱腰。抱腰之人不可倾斜，则儿顺其理，自然易产。又有卧产者，须待卧定，背平着席，体不伛曲则儿不失其道，必无难产之理。

时当盛暑，宜居深幽静室，日色远处，多贮清水以防血晕血闷、妄行发热之症。如冬日春初天气凝寒，宜密闭产室，并

---

① 笼：掩盖，遮掩。

塞罅隙内外，生火当令暖气如春，庶无误矣。产下时先服童便①一盏，无便②就睡，且令闭目坐卧，屈膝勿令伸足熟睡，须令频频唤醒。况产下，且不可以得男为喜，恐为红汗之症；以得女为忧，恐致败血冲心之患。惟当频啜③艾醋等汤药，常淬醋烟，以防燥闷。逡巡少进白粥，毋令过饱。其有破水之后，经日不产者，又当随症细辨。身重体热，乍寒面黑，舌青反舌上冷，母死子活；面赤舌青，母活子死；唇舌俱青吐沫者，子母俱死。不可不审。若胎衣不下者，停待稍久，非惟产母劳倦，且又血流入胞中，为血所胀，上冲心胸，喘急疼痛，必致危笃。宜急断脐带，以少物系之，坠之时尤宜用心栓结，然后断截，不尔则胞上掩心而死。其血脉不入胞中，自然萎缩而下，淹延数日亦不害人。惟产母心怀安泰，终自下矣。未可轻信生婆妄用手法，因此而殂。至产后中风，口眼㖞邪，角弓反张，六脉紧大，自汗过多，虚极生风，唇青肉冷，刚柔二痉④，项背强硬，手足挛急，咬牙嚼舌，血虚眩⑤晕频发，闷绝气冷，口鼻黑起，出血不止，虚热变生，名曰肺败胃绝。喉中气急，喘促不息，烦渴殊甚，恶露断绝，名曰孤阳绝阴。五七日内强力下床，忧恐太过，一月之内伤于房事，或乱行针灸，眼涩口噤，肌肉瞤搐，腰脊僵直，语言不出，类皆难治。须看脉理精微，以观生死。新产之脉缓滑吉，实大弦急死来侵。附在前矣。

---

① 童便：原作"童服"，据文义改。
② 无便：不要。
③ 啜：原作"掇"，据文义改。
④ 痉：原作"症"，据文义改。
⑤ 眩：原作"弦"，据文义改。

生产横逆第一

妇人生产之时，或横逆难产者，有犯神煞，固然是理，然亦有自然难产者。此非疾病，乃是气血所生。天下之理，盖有不可执一者，或有胎漏去血脏躁，或子脏宿挟成疾，或犯禁忌，或胎终痛便即惊动血露早下，未产血枯令子道干涩，产妇力疲致有横逆不顺，或子上逆心者，皆妊娠失于将理也。大抵腹痛腰不痛者，未产也。盖胞系于肾，诊其脉转大如绳如珠者谓之离经，即产也。可服乌金散催生保母，七日内一概不可用。

四物加白芍、茯苓、白芷、官桂、百草霜、甘草、陈皮、枳壳、葵子、益母、车前、急性子、麻黄。

经日不产子死腹中第二

经日不产，子死腹中者，多因惊动太早，秽污先下，未产血尽，以致胎枯，或堕或跌者，故有此症。但看母舌青黑及唇上冷者，是其候也，急服一字神散。

一字神散逐死胎

鬼臼　官桂　麝香　甘草　蒲黄　牛膝　瞿麦　葵子　益母　滑石　朴硝　珍珠　当归　赤芍　川芎　如七①

个月小产，血尽胎干，此方下之。

方满百日可合第三

产后方满百日可合，不然致死，即不死，生百疾。凡妇人患风气，脐下虚冷，此早行房之故。七日内恶血未尽，不可补。七日外，肚腹不痛，可进补剂。若有痛者，不可补此。至满月无别病者，尽服补剂。不尔，虚损难平腹也。七日内恶露去少

---

① 如七：查无此药。疑为"三七"之误笔。

者，可服黑神散。

生地　干姜　官桂　白芷　归尾　蒲黄　甘草　黑豆　赤芍　丹皮　陈皮

胞衣不下第四

产后胞衣不下者，因讫血①流入衣中，为血所胀，是以不下，上冲心胸，疼痛久则必死。但去衣中之血，自下矣。可服牛膝汤。

益母　生地　白芷　泽兰　甘草　川芎　葵子　丹皮　牛膝　官桂　归须　附子　赤芍　南星　苏木

血晕第五

产后血晕者，由败血流入肝经，眼见黑花，头目眩晕，昏闷不省者。血晕有三：用力过多而晕者；有下血少而晕者；并小产去血过多血晕者。可服清魂散。

清魂散醒昏黑龙丹

泽兰　荆芥　川芎　人参　生地　甘草　陈皮　红花　蒲黄　丹皮　附米　白芷　赤芍　益母　当归

子宫不收第六

产后子宫不收者，名□产，皆产时用力过多，痛不可忍，可服磁石散。

磁石散收子宫

磁石　归须　荆芥　川芎　白芷　蛇床子　生地　赤芍　陈皮　甘草　丹皮　发灰

七日外去归须、赤芍、白芷，加熟地、白芍、当归、人参、

---

① 讫血：当为"败血"。

黄芪。

熏洗方

荆芥　臭椿树皮　蛇床子　五倍子　葱白　朴硝　藿香
锈钉磨水

三日内乳不行第七

产后三日内乳不行，身体壮热，头目晕痛，大便闭涩者，
宜服玉露散行乳。

人参　甘草　桔梗　川芎　归须　赤芍　生地　白芷　柴
胡　黄芩　漏芦　陈皮　滑石　附米

用猪悬蹄一斤煮汁煎药。七日外去赤芍、生地、归须、白
芷，加当归、白芍、黄芪、熟地、赤豆、通草。

日常元气虚弱第八

产后因日常元气虚弱，或卧临产，迟滞延捱不下，不密通
风，入子产门，作胀痛或发寒热者，可服芎风散。

芎风散

防风　白芷　川芎　官桂　甘草　藿香　赤芍　乌药　归
须　杜仲　腹皮　干姜

有寒热加柴胡、丹皮；七日外去归须、赤芍、官桂。

发热寒少乱语咬牙第九

产后发热寒少，咬牙乱语，或饮食过多，或劳力惊气，可
服柴芎汤。

柴芎汤退寒热

柴胡　川芎　枳壳　生地　丹皮　杜仲　厚朴　甘草　陈
皮　半夏　归须　附米　黄芩　益母

七日外去归须、益母、生地、丹皮，加当归、白芍、熟地、

茯苓。

肚腹疼痛胁胀第十

产后肚腹疼，胸胁胀痛，小腹抽起一条，痛气急，倒头不得，皆因娠时或跌损闪脑，伤其胎血，或余水下多，胎落，致胎中积血停滞，胸腹两胁胀满疼者，血停凝滞也。或稳婆手伤产褥，并内亦有此疾，难治。服救苦散。

救苦散 定气活血

丹皮　杜仲　甘草　官桂　白芷　泽兰　当归　赤芍　蒲黄　红花　川芎　蓬术　乌药　附米

有热加柴胡；七日外去赤芍、红花、蒲黄、泽兰、官桂、白芷，加厚朴、白芍、黄芪、桔梗。

潮热时热时凉第十一

产后自发潮热，时热时凉，或寒或热，胸中烦闷，如石压之状，牵引小腹，或左或右，作痛或胀，或手撮空，谵语眼闭，乍见鬼神者，皆产时用力太过，或七日所伤，或惊气感伤，其血妄动，败血奔冲肝心，致有此疾。急服抵圣汤。

抵圣汤 退热宽胸

桔梗　归须　赤芍　生地　川芎　陈皮　甘草　柴胡　黄芩　乌药　附米　防风　白芷　益母　丹皮　干姜　前胡厚朴

七日外去白芷、益母、归须、赤芍、干姜、丹皮，加当归、熟地、白芍。

颠①狂第十二②

产后颠狂者，因惊风败血冲心。心脏神主，血攻心所以昏闷如见鬼神，精神不定，或谵语者，不可作风邪治之，宜服大圣泽兰散。

大圣泽兰散宁心去颠

菖蒲　荆芥　寄奴　红花　益智　蒲黄　防风　白芷　生地　甘草　陈皮　远志　赤芍　归须　丹皮　泽兰　人参　川芎　琥珀　辰砂

七日外去赤芍、寄奴、红花、蒲黄、丹皮、归须、泽兰、白芷，加当归、白芍、茯神。

不语第十三

产后不语者，多致③败血闭于心窍，心神不能明。又心气通于舌，心气闭塞，则舌亦强，故令不语也。可服七珍散。

七珍散通神出语

生地　防风　石菖蒲　人参　白芷　川芎　甘草　陈皮　附米　官桂　莲肉　细辛　桔梗　紫苏　辰砂

七日外去官桂，加茯神、当归。

心惊第十四

产后心神惊悸者，由体虚心气不足，受风邪相搏则惊悸不已。其脉动则为惊，弱则为悸，可服七宝散。

---

① 颠：通"癫"。唐·杜甫《戏题寄上汉中王》："尚怜诗警策，犹忆酒颠狂。"下同。

② 二：原作"三"，据上下文改。

③ 致：当作"因"。

七宝散宁心定神

人参　防风　远志　川芎　附米　甘草　陈皮　黄芩　生
地　羌活　桔梗　麦冬　丹皮　归须　辰砂

七日外去归须、生地、丹皮，加茯神、当归、白术、白芍。

心惊中风第十五

产后心惊中风，心闷气绝，眼胀口噤，遍身强直者，皆有
风毒，因心气虚弱，发成风痉，大汗、利者，皆死也，虚故也。
或恍惚，可服茯神散。

茯神散止口噤病重

防风　远志　独活　川芎　甘草　归须　生地　人参　丹
皮　陈皮　桔梗　麦冬　辰砂　枣子

七日外去归须、生地、丹皮，加茯苓、当归、白芍、茯神。

下血过多第十六

产后下血过多，恐虚极生风者，妇人以荣血为主，因产血
去多，气无所养，恐虚生风，不可作风治之，可服当归建中汤。

当归建中汤养血清气

川芎　防风　黄芪　当归　甘草　陈皮　赤芍　灵脂　附
米　续断　桔梗　丹皮　官桂　枣子

七日外去丹皮、灵脂、官桂、赤芍，加熟地、白芍、人参。

汗出不止第十七

产后汗出不止者，皆因阴气虚而阳气加之，里虚表实，阳
气独发，故汗出。久出则令人羸瘦，因而遇风则变为痉，目不
识人，久则红水断绝，由津液竭也。可服人参汤。

人参汤止汗

麻黄根　牡蛎　当归　黄芪　人参　小麦　丹皮　附米

生地　防风　甘草　陈皮①　麦冬　川芎　赤芍　葱白

七日外去赤芍、丹皮，加熟地、白芍、白术、黄芩、茯苓、龙骨。

汗出不止成二痓第十八

产后汗出不止，则成刚柔二痓，可服小续命汤。

小续命汤 止汗，祛风邪

前方内加防己、独活、桂心、杏仁。七日外去生地、赤芍、丹皮、蛎粉，加白芍②、黄芩。

中风口噤第十九

产后中风口噤，角弓反张者，因气血虚而风入于领颊夹口之筋也。手三阳筋得风冷则急，故令口噤也。角弓反张，因体气乘入于诸阳之经则腰脊反急。又如血气有伤，脏腑未平，劳动，风邪乘虚入之，故四肢挛急，乃中风也。可服独活寄生散。

独活寄生散 祛风

竹沥　寄生　川芎　归须　防风　白芷　荆芥　甘草　赤芍　萆薢　杏仁　麻黄　杜仲　桂心　牛膝　丹皮　苍术

七日外去归须、白芷、赤芍、丹皮、荆芥，加当归、白芍。

热闷气上转为脚气第二十

产后热闷，气上转为脚气者，因产血虚生热，复因春夏取凉过多，地之蒸湿，因足履之，所以着为脚气。其热闷、掣酸、惊悸、心烦、呕吐、气上者，皆其候也。宜服寄生汤。

---

① 陈皮：后原有"生地防风甘草陈皮"八字，当为衍文，删去。
② 白芍：白芍后原有"加白芍"三字，当为衍文，删去。

寄生汤止呕定神下气

独活　杜仲　牛膝　秦艽　防风　川芎　归身　人参　赤
芍　甘草　陈皮　桔梗　附米　白芷　生地　寄生如无，以续断
代之

七日外去赤芍、生地，加白芍、茯苓。

遍身疼痛第二十一

产后遍身疼痛者，因产后百节开张，血脉流散，遇气弱则
流经络内外之间，血多留滞，累日不散，则骨节腰背急痛，身
热头疼，手足不能动，不可作伤寒治之。若作伤寒治，则使汗
出筋动，手足厥冷，变生他疾。可服趁痛散。

牛膝　归须　羌活　川芎　白芷　附米　独活　泽兰　细
辛　桔梗　陈皮　甘草　丹皮　柴胡　生地　乌药　杜仲
葱白

如恶心加苍术；七日外去归须、泽兰、生地、细辛、丹皮，
加当归、熟地、白芍、白术。

腰痛第①二十二

产后腰痛者，盖女人肾位系于胞，产则劳肾伤胞，虚而未
平，又风冷客之，冷气乘腰，故令腰痛不能屈侧也。若不治之，
久后有娠，必致损动，可服杜仲散。

杜仲散定腰痛

杜仲　续断　防风　独活　川芎　甘草　陈皮　归须　小
茴　延胡　生地　泽兰　故纸

七日内恶露正行，忽然一断，腰痛，两股痛如锥刀，此血

---

① 第：原缺，据上下文例补。

滞也，加苏木、桃仁；七日外去当归、归须、泽兰、生地，加熟地、桔梗、白芍、白术、归身、茯苓。

恶露不绝第二十三

产后恶露不绝者，因产伤经血虚损不足，或分娩时血去不尽，在于腹中挟瘀宿，使气血不调，故淋漓不绝也。可服独圣散。

独圣散 止血

熟地　黄芪　醉芩　生地　白芷　伏龙肝　续断　白芍川芎　牡蛎　当归　艾叶　地榆　甘草　陈皮

七日外淋漓症，不可止，只宜服补血药。

恶露不下第二十四

产后恶露不下者，因产气血虚损，或胞络挟宿瘀①，或当风取凉，风乘虚搏于血，血冷则凝滞不通，故不下也。可服地黄散。

地黄散 活血

桃仁　红花　牛膝　白芷　生地　蒲黄　附米　甘草　陈皮　丹皮　川芎　荷叶

七日内加桂心、桃仁、归须、赤芍；七日外加瓜蒌根、当归。

心痛第二十五

产后心痛者，心为血之主，因产大虚，寒搏于血，血凝不散，其气上冲，系于心之经络，故有此疾。不可作伤寒治之，服大岩蜜汤。

---

① 宿瘀：原作"瘀宿"，据文义乙正。

大岩蜜汤

延胡　灵脂　防风　甘草　乌药　川芎　蒲黄　陈皮　细辛　吴茱萸

七日内加生地、归须、益母、赤芍、干姜、白芷；七日外加当归、白芍。

恶露不尽腹痛第二十六

产后恶露不尽，腹痛者，因产恶血难行，或外感五秘，内伤七气，致令渐然而止，余血停积，壅滞不行，所下不尽，故令腹痛。可服泽兰汤定痛。

泽兰　乌药　生地　延胡　木香　归须　赤芍　灵脂　甘草　蒲黄　桃仁　川芎　附米　丹皮　红花　陈皮

七日外去归须、赤芍、蒲黄、桃仁、丹皮、红花，加当归、白芍、厚朴。

儿枕痛第二十七

产后儿枕痛者，因胎中宿有血块，产时其血与儿俱下则无患也，若脏腑腹冷，其血凝，小腹不通，结聚疼痛。久而不治，变为癥瘕。可服加减黑神散。

加减黑神散定痛

赤芍　红花　蒲黄　归须　桂心　乌药　白芷　生地　寄奴　灵脂　陈皮　甘草　川芎　附米　玄胡　干姜　琥珀

第八日可用玄胡散：乌药、灵脂、当归、熟地、白芍、川芎、三棱、附米、延胡、甘草、陈皮、官桂、厚朴、防风。有热加柴胡。

寒疝痛第二十八

产后寒疝，脐下牵着左右两胁大痛者，因呼吸冷气，乘虚入客于血也，可服羊肉汤。

羊肉汤 定痛

煮羊肉汁煎药。

五爪龙根① 乌药 延胡 防风 归须 甘草 桃仁 川芎 赤芍 附米 陈皮 木香 桔梗 苍术 生姜

七日外去归须、赤芍、桃仁，加当归、白芍、青皮。

两胁胀满气痛第二十九

产后两胁胀满气痛者，由膀胱宿有停水，因产下血不尽，水壅与气相搏积在膀胱，致令胁胀，气水相激，故致痛也。可服抵圣汤。

抵圣汤 消胀痛

木香 泽兰 延胡 半夏 苏木 槟榔 蒲黄 生地 甘草 赤芍 归须 枳壳 厚朴 陈皮② 川芎 桔梗

七日外去赤芍、归须、蒲黄、苏木，加当归、白芍、茯苓、生姜。

积聚癥瘕第三十

产后积聚癥瘕者，阴气③，五脏所生；聚者，阳气，六腑所成。皆由饮食不节，寒热不调。积者阴性沉伏，故痛不离其部；聚者阳性浮动，故痛血④常处。产后血气伤于脏腑，脏腑虚弱，为风冷所搏，血气相结，故成此疾。大抵无血则不能成形，独气则不能成块也，可服玄胡索散。

---

① 五爪龙根：为葡萄科植物狭叶崖爬藤的根，味辛，性温，能祛风除湿，接骨续筋，散瘀消肿。

② 陈皮：此后原有"泽兰"，当为衍文。

③ 阴气：前当有"积者"二字。

④ 血：疑误，当作"无"。

玄胡索散<small>常例亦可此方，须加七日外者</small>

玄胡　牛膝　乌药　寄奴　甘草　陈皮　桔梗　赤芍　厚朴　归须　川芎　附米　丹皮　马鞭草

七日外去寄奴、归须、丹皮，加当归、白芍、三棱。

余血奔心烦闷第三十一

产后余血奔心烦闷者，盖是分解了①，不与小便，及卧太速，兼食不宜之食物，所以有心烦腹痛之疾，可服黄金散。

黄金散<small>解烦止痛</small>

延胡　蒲黄　生地　川芎　乌药　灵脂　归须　枳壳　丹皮　附米　甘草　陈皮

七日外去此方，作虚烦治之，可服麦冬散。

麦冬散<small>解烦</small>

白术　川芎　麦冬　黄芪　竹茹　黄芩　柴胡　人参　甘草　知母　当归　熟地　蒲黄　白芍

口干痞闷第三十二

产后口干痞闷者，皆因太虚，血气未定，食面太早，胃不能消面毒，结聚胃脘，上冲胸中，故口干痞闷。可作胸膈壅滞治之，以药下之，万不得一。只宜服清心莲子饮。

清心莲子饮<small>止渴解闷</small>

荜澄茄　陈皮　甘草　干葛　附米　麦冬　丹皮　花粉　人参　泽泻　蒲黄

七日外去归须、花粉、人参、泽泻、蒲黄，加茯苓、当归、白芍、白术、乌梅、知母。

---

① 了：完毕。

疟疾第三十三

产后疟疾者，亦有产前病疟而产后未愈者，最难治。产后疟疾者，皆因败血循经流入，闭于诸阳则热，闭于诸阴则寒。或一日者，或三五日者，寒热不定，常山信①等断不可用。如寒热，直待出七日，有时度②者，可作正疟治之。如七日内有时度者，宜服人参养胃汤。

人参养胃汤逐寒退热

柴胡　人参　白术　半夏　前胡　厚朴　甘草　陈皮　白芷　苍术　川芎　牡蛎　乌梅　枣

蓐劳第三十四

产后蓐劳者，因产伤于蓐，胞门子户损坏，血流出，疼不可忍。或生产后日浅，血气虚弱，饮食未平，复将养失宜，而风冷搏于血气，不能温养肌肤，使人虚乏，劳倦作卧，乍起憔悴，肺感微寒，故咳嗽、口干、头昏，百节疼痛，盗汗寒热，四肢不举，腹中刺痛，此则蓐劳也。可服石子汤。

石子汤益损养血

前胡　柴胡　续断　丹皮　葱白　黄芪　甘草　陈皮　川芎　牡蛎　五味　杜仲　石莲子

七日内加归须、赤芍、白芷、益母、生地、泽兰、肉桂。七日外加当归、白芍、熟地、人参。

虚赢第三十五

产后虚赢者，因气虚血竭，脏腑劳伤，若年少将养，便得

---

①　信：当为衍文。

②　时度：按时。

平复。若疲劳者，为风冷邪气所搏，气血流注五脏六腑，令肌肤不劳痿痹，名虚羸。可服人参散。

人参散养血补气

四物、四君加肉桂、茯苓、续断、附米、白芷、厚朴、枣。

七日内无此症，出八日可服此方。如有虚热者，去肉桂、白芷、厚朴，加柴胡、黄芩、地骨皮、知母、麦冬、童便。

风劳虚冷第三十六

产后风劳虚冷，皆因血气劳伤，脏腑风冷，搏于血气，失于温养，使人疲乏，久不平复。风冷入于子脏，则胞冷亦使无子，谓之风虚劳损也。可服黄芪散。

黄芪散温血补虚

八珍汤加防风、五味、桂心、茯苓、枸杞子、附米、厚朴、陈皮、枣。

七日内无此症，出八日外可服此方。

腹胀满闷呕吐第三十七

产后腹胀满闷呕吐者，因败血散入脾胃，脾受之不能运化精谷，而成腹胀，胃受之则不得受纳水谷，而成呕吐。不可以寻常呕吐药治之，宜服抵圣汤。

抵圣汤止吐

平胃散加赤芍、半夏、泽兰、丹皮、寄奴、桔梗、竹茹、生地、白芷、官桂、白术、白茯、石莲、丁香。

霍乱第三十八

产后霍乱者，皆由脏腑虚损，饮食不消，胃伤，风冷相搏，阴阳不和，清浊相干，气乱于肠胃之间，冷热不调，上吐下泻，肚肠绞痛，冲于心胃一条痛者，名霍乱。可服温中汤。

温中汤霍乱定痛

人参　白术　甘草　干姜　陈皮　半夏　归须　藿香　苍术　白豆蔻　砂仁　莲肉　川芎　生地　猪苓

七日外去归须、生地，加厚朴、白茯、当归。

伤寒第三十九

产后伤寒者，因产脏腑虚弱，毛窍不密，日月不满而早劳动，并将养失宜，寒邪乘虚而入。又有饮食过多，伤力受气者，皆缘身体虚弱所致，头疼身痛，恶热微寒。不可使服杂药，宜用增减柴胡汤。

增减柴胡汤退热

小柴胡合四物，加知母、陈皮、桔梗、白芷、干姜、苍术。

七日外去生地、赤芍、归须、干姜，加厚朴、当归、白芍、枳壳、熟地。

头痛第四十

产后头痛者，盖头乃诸阳之会，因脏腑皆虚，胃弱，饮食不克，则令阴虚发热，阳气不守，上凑于头，阳实阴虚，故令头痛也。又有血不散，上攻于头，又因火胜疾起，停中脘者。可服一奇散。

一奇散止头痛

生地　川芎　归须　蒲黄　陈皮　甘草　白芷　防风　细辛　益母　附米　半夏　南星

七日外去归须、益母、南星、生地、蒲黄，加当归、白芍、熟地、人参、黄连。

咳嗽第四十一

产后咳嗽者，盖肺主气，因产血虚，肺感微邪，便成咳嗽。

或风寒热湿，皆令咳嗽也。若吃肉太早，咳嗽难治。并气急者，宜服二母散①。

二母散

知母　贝母　人参　杏仁　甘草　陈皮　桔梗　前胡　荆芥　归须　生地　五味　枇杷叶　蒲黄　葱白　桃仁

七日外去蒲黄、生地、归须、荆芥、桃仁，加当归、熟地、桑皮、紫菀、赤茯。

口鼻黑气第四十二

产后口鼻黑气起及鼻衄者，盖阳明经脉之海起于鼻，交頞②中，还出颊口，交人中，左之右，右之左。产后气消血散，荣卫不理，散乱入于诸经，却还不得，故令口鼻黑气及鼻衄，皆虚热变生此疾，不治，名曰胃绝肺败。只以绯线一条，并产妇顶心发二根，紧系中指节上；以荆芥为末，童便调下，后服琥珀散。

琥珀散

归须　僵蚕　百草霜　荆芥　陈皮　甘草　人参　黄芪　川芎　牡蛎　伏龙肝　朱砂

噎逆第四十三

产后咳噎呃噎者，因脾虚聚冷，胃有伏寒，又食热物，冷热气相击，使气不顺，或吐逆心烦，故有此疾。可灸期门三灶③，期门者，乃胃之大络也。如三日内不止者，难治。可服石莲子散。

---

① 二母散：三字原缺，据文例补。
② 頞：即鼻根。原作"额"，据文义改。
③ 三灶：三炷。

石莲子散止噫逆

丁香　白豆蔻　石莲子　砂仁　羌活　茴香　木香　陈皮
竹茹　乌药　桔梗　厚朴　生姜

血崩第①四十四

产后血崩者，皆产后未得平复，劳役损动，致血淋沥暴下。
或食酸咸，不节伤蠹②，荣卫衰弱，亦变崩中。若小腹满痛者，
肝经已坏，为难治。宜服瑞莲散。

瑞莲散

归须　川芎　生地　人参　黄芪　牡蛎　益母　白芷　续
断　防风　醉芩　棕灰　甘草　陈皮　杜仲

七日外去归须、益母，加伏龙肝、地榆、当归、熟地、白
芍、阿胶。

月水不通第四十五

产后月水不通者，盖新产之后劳气血，去血过多，乳汁通
行，自是不通。此常候，非病也，不必通之，奶假是也。若三
五六七等月，经便行者，皆是血盛之人，此易有妊也。使子失
乳，必四肢尪羸，好咳泥土，病名无辜。若经月③来者，不可
以药止之。不满百日不可通经，只宜补血。如百日外，经血来，
四五月后或隔断不通者，可服健胃资血气之药，不可大用峻药
通之。宜服人参散。

人参散行经

四君、四物加陈皮、厚朴、牛膝、桂心、二地、枣子、

---

① 第：原缺，据上下文例补。
② 蠹（dù 杜）：损害。
③ 经月：当为"经血"。

茯苓。

月水不调第①四十六

产后月水不调者，皆产后未得平复，风邪冷热之气客于经络，乍寒乍热则气结，热则血消，故令或多或少，月前月后矣。可服调经散。

调经散滋阴

杜仲　川芎　白术　当归　生地　熟地　陈皮　甘草　附米　黄芪　白芍　人参　防风　木香　醉芩

四肢浮肿第五十一②

产后四肢浮肿者，因产败血，乘虚停积，流入四肢，日深腐坏，故面黄浮肿，不可作水气治之。况产虚又导其水，是谓重虚，难治。又如心腹坚大，盘边如旋盘，水饮所作，名曰气分，又名血分。又有怀娠肿至产后不退者，俱服加减小调经散。

加减小调经散退肿消胀

归须　白术　半夏　甘草　陈皮　丹皮　没药　赤茯　泽兰　附米　防风　赤芍　川芎　生地　黄芪

七日外去归须、赤芍、丹皮，加当归、白芍、腹皮，可加桑皮。如一月外皮肤如热李之状，则变为水肿，加木通、茵陈。

腹痛泻痢第五十二

产后腹痛泻痢者，若血渗入大肠则为血痢，谓之产子痢，难治。若下青色则极冷也，则产后肠③胃怯弱，邪易侵入，未满月劳动太早，误食生冷难化，伤于脾胃，或当风乘虚，入于

---

① 第：原缺，据上下文例补。
② 四肢……五十一：底本以上缺四条。
③ 肠：原作"产"，据文义改。

表里，散于肚腹，故作泻痢。或下赤白，或走痛不定，不可作积滞治之。或胎前痢至产后未瘥者，难治。产后泻者可服调中汤。

调中汤止泻

胃苓汤加蒲黄、归须、川芎、半夏、白芷、生地、乌药、附米。

七日外去蒲黄、归须、生地、白芷，加茯苓、当归、熟地、黄芪。

产后血痢赤痢可服胶蜡汤。

胶蜡汤止血痢

赤芍　地榆　生地　阿胶　甘草　黄连　白术　陈皮　归须　人参　川芎　厚朴　蒲黄　桔梗　蜜

七日外去蒲黄、归须，加赤茯、当归、干葛、枳壳。

产后白痢并青色者，可服当归汤。

当归汤止白痢

归须　干姜　川芎　白术　艾叶　甘草　陈皮　人参　木香　赤芍　厚朴　肉果　蒲黄　生地

七日外去归须、蒲黄、生地，加赤茯、葛根、当归。

产后赤白痢相杂者，可服养脏汤。

养脏汤止杂痢

厚朴　归须　肉果　草粉　黄连　益母　蒲黄　阿胶　陈皮　白术　赤芍　地榆　木香　生地　艾叶　川芎

七日外去蒲黄、归须、益母，加赤茯、当归、枳壳。凡痢作渴加天门冬、乌梅。

大便秘涩第五十三

产后大便秘涩者，因产水血俱下，肠胃虚弱，竭津液不足，以致秘结不通也。七日不通者，方可通利。宜服润肠汤。

润肠汤^{利大便}

麻仁子紫苏子亦可　枳壳　人参　大黄　归须　川芎　生地
陈皮　杏仁　甘草　槟榔　黄芪　葱白二根　赤芍　桔梗

七日外去生地、赤芍，加白芷、当归、熟地。

或服麻仁丸亦可。

麻仁另研　枳壳麸炒　人参各五钱　杏仁　橘皮各三钱

上为末，蜜丸，梧子大，每服五十丸，空心米汤下。

小便不通第五十四

产后小便不通者，肠胃本挟于热，因产水血俱下，津液燥
竭，热结肠胃，故使不通也。可服木通散。

木通散^{利小便}

滑石　木通　车前子　甘草　山栀　葵子　赤芍　生地
陈皮　人参　黄芪　归须　川芎　葱白二根

七日外去赤芍、归须、生地，加当归、白芍、熟地。

大小便不通第^①五十五

产后大小便不通者，急将通气散封脐内，可服润肠汤。

润肠汤

升麻　木通　滑石　淡竹叶　葵子　麻仁　大黄　枳壳
紫苏　槟榔　陈皮　甘草　川芎　生地　赤芍　归须　黄芪
葱白

七日外去赤芍、归须、生地，加白芍、当归、熟地。

遗尿出不知第五十六

产后遗尿出不知者，胃与大肠虚之故也。可服固肠汤。

---

① 第：原无，据文例补。下至六十九条同。

固肠汤

附米　牡蛎　黄芪　白蔹　赤芍　当归　川芎　人参　矾
石　陈皮　甘草　桔梗　白术　五味子

七日外去赤芍，加白芍、茯苓、熟地。

小便诸淋第五十七

产后小便诸淋者，因产有热，搏于血，即流渗于胞中，小
便涩痛，谓之淋。若血随小便出为淋，淋者如雨之淋也。可服
茅根汤。

茅根汤止淋消热

人参　蒲黄　葵子　滑石　甘草　白术　通草　陈皮　生
地　车前　赤芍　山栀　川芎　归须　醉芩　葱白

七日外去蒲黄、生地、归须、赤芍，加当归、白芍、黄芪、
茯苓。

小便数及遗尿第五十八

产后小便数及遗尿者，因肠内宿有冷气，因产发动，冷气
入腹，虚弱不能制，故数遗也。可服益智散。

益智散止遗，忌猪肉

黄芩　牡蛎　人参　厚朴　甘草　花粉　龙骨　白及　陈
皮　川芎　赤芍　益智　黄芪　雄鸡肶胵

七日外去赤芍，加熟地、当归、白芍。

小便出血第五十九

产后小便出血者，因虚损于血气，气虚而挟于热，血得热
则流，故渗入肠内，从小便出也。痛则为淋，不痛则为此疾。
可服地黄汤。

地黄汤止血

车前　川芎　醉芩　赤芍　牡蛎　牛膝　生地　陈皮　甘草　黄芪　人参　归须　附米　黄连　蒲黄　蜜二匙

七日外去蒲黄、归须、赤芍，加当归、川芎、白芍、熟地。

阴脱第六十

产后阴脱，即脱颓，玉门不闭者，因产劳力，努咽太过，少阴脉微动，为虚为悸，故令下脱。状如阴挺，下出逼迫肿痛，举动艰难，房劳发作，小便淋露。可服当归散。

当归散益损，忌登高举重

归须　黄芩　牡蛎　赤芍　甘草　防风　龙骨　蛇床　白芷　黄芪　川芎　生地　升麻　陈皮

七日外去白芷、生地、赤芍、归须，加当归、熟地、白芍、人参、地榆。

再用枳壳、诃子、倍子、白矾、酸笃草①煎汤熏洗。

阴蚀五疳第六十一

产后阴蚀五疳，凡少阴脉数而滑者，阴中必生疮，名蜃疮，或痛或痒，心神烦郁，胃气虚弱，致气血留滞，而有此疾。当补心养胃，外以药洗，可服甘温汤。

甘温汤活血

黄芪　干葛　赤芍　归须　甘草　陈皮　川芎　白芷　白术　厚朴　人参　前胡　枣二枚

七日外去白芷、赤芍、归须，加当归、白芍、熟地、茯苓、苍术、枳壳。

---

① 酸笃草：又名老鸦酸、酸浆草，为酢浆草科植物，性味酸凉，可清热利湿，解毒消肿。

再用当归、甘草、枳壳、荆芥、薄荷、柏叶、苍术，煎汤熏洗。

乳汁或行或不行第六十二

产后乳汁或行或不行者，皆气血虚弱，经络不调也。论亦有二，有气血盛而壅闭者，有气血少而不行者，亦有累产无乳者，亡津液也。虚则补之，盛则疏之，宜滋气通经之药。可服涌泉散。

涌泉散

赤小豆　漏芦　滑石　天花粉　甘草　瓜蒌仁　通草　陈皮　穿山甲　龙骨　麦冬　桔梗　归须　川芎　赤芍　生地

猪悬蹄一斤，煮汁煎药，忌姜、椒、辛辣。

七日外去归须、赤芍、生地，加当归、白芍、熟地、茯苓、莴苣子。

乳汁自出第六十三

产后乳汁自出者，盖因体虚所致，宜服药止之。未产乳汁自出者，谓之乳泣。皆服当归散护乳。

当归散护乳

四君、四物加陈皮、桔梗、牡蛎、防风、益智。

七日内无此症，八日外可服此方。

吹乳第六十四

产后吹乳者，因儿吃乳之时，儿忽睡熟，呼气不通，乳不得泄，蓄积在内，遂成肿硬疼痛。亦有不疼痛者，谓之吹乳。或新产儿未饮乳，未泄而胀者，名妒乳。其理则一，轻则为吹为妒，重则为痈，虽有专门，不可不录。宜服十宣散消毒。

十宣散消毒

赤小豆　瓜蒌仁　玄参　漏芦　白芷　连翘　人参　花粉　附米　陈皮　甘草　归须　赤芍　桔梗　滑石　防风　川芎　穿山甲煨

热加柴胡、黄芩，痛加乳香、没药。七日外去归须、赤芍，加当归、茯苓、枳壳。

乳头小浅第六十五

妇人乳头小浅，热疮，搔之黄汁出，浸淫年久瘥①者，为妒乳。或产后儿饮致乳头欲断者，世论苟抄乳是也。宜服飞乌散。

飞乌散

黄芩　漏芦　黄连炒　胡粉　甘草　桔梗　陈皮　归须　人参　花粉　黄芪　附米　川芎　飞乌烧米炒砂②，作水银上面黑烟是也

七日外去归须，加熟地、白芍、当归、茯苓。

元脏气血虚弱第六十六

产后元脏虚弱，致生百病，曾经堕胎，冲任虚损，胞内宿疾，不时暴下崩漏，三十六疾，积累癥瘕，脐下冷痛，小便内浊，皆令孕育不成。可服此方，令人有孕。亦治男子亡血脉之症。宜服南岳魏夫人③济阴丹。

济阴丹补血

藁本　石斛　秦艽　甘草　苍术　附米　熟地　山药　川

---

① 瘥（cuó痤）：病。

② 砂：指朱砂。

③ 魏夫人：指魏华存（251－334），字贤安，任城（今山东济宁）人，为道教上清派开祖，号紫虚元君，又称"南岳夫人"。

芎　当归　人参　桔梗　茯苓　木香　续断　杜仲　白芍　白术　艾叶　黄芪　陈皮

为末，醋糊成丸，梧子大。每服四五十丸，空心淡醋汤下。七日外可服此方。

血蛊血瘕血结第六十七

产后血蛊、血瘕、血结、失血、气蛊、水蛊、食蛊，皆服木香散。

木香散治蛊活血，七日内外皆可服

木香　甘草　川芎　陈皮　人参　干姜　缩砂　茴香　归尾　马鞭草　苏木　厚朴　黄芪　腹皮

肠覃第六十八

产后肠覃者，因寒气客于肠，与胃气相搏，正气不荣，系瘕内着，恶气乃超，结如鸡卵，按之坚，推即移，月事时下，曰肠覃。久则成痈，曰肠痈。宜服瓜子汤。

瓜子汤消块

半夏　丹皮　瓜蒌仁　茯苓　羌活　川芎　桃仁　桂心　桔梗　人参　连翘　花粉　白芷　归尾　枳壳　玄参　赤小豆　穿山甲煨

热加柴胡、黄芩；痛加乳香、没药。七日外可服。

整容第六十九

产后凡面部生疮，鼻脸赤气粉刺，用尽药不效者，此方神效。每以少许，临卧时洗面净。如合面油用之，数日间疮肿处自平，赤风亦消，粉刺一夕见效。但涂药勿近眼处，平常亦可用之，名整容散。

整容散

生硫黄、白芷、瓜蒌仁、腻粉各五分，全蝎、蝉蜕、芜青各七个，为末，麻油、黄蜡约度①，如合面油多少，熬溶取下，离火下诸药在内，每用少许涂面上。

米谷尿血皆从小便出第七十

产后米谷尿血从小便出者，因产后血气未经平复也。七情之气，劳力重伤气血，使阴阳混浊，三焦不顺，百骨开张，致生此症。可服胜金散。

胜金散利窍，顺三焦

泽兰　草薢　卷柏　陈皮　甘草　猪苓　泽泻　白术　茯苓　人参　当归　川芎　熟地　白芍

七日内用赤芍、生地、丹皮、归尾。

洗面第七十一

产后凡面脸鼻上黑䵟②风疮者，此药洗之，名玉容散。

玉容散

黑丑半斤　甘松　白附各四两　益母　晚蚕沙　白芷　僵蚕　藁本　草乌　白蔹　蔓荆子各二两

上饮片煎汤，逐日洗之。

初生儿口中秽第七十二

儿初生下，口中秽恶不令入喉极妙，自啼叫一声即咽下，因生异疾，可预服木瓜丸解毒。

---

① 约度：原意为衡量、估计，此处意为适量。

② 䵟（gǎn 感）：皮肤黧黑枯槁。

木瓜丸解毒

木瓜　麝香　腻粉　木香　槟榔各一字①

为末，面丸如黍米大，每服二三丸，甘草水不拘时磨化下。

琥珀黑龙丹治产后一切血症，其方甚妙，无不立效。

产后将护婴儿论

凡新产之儿，生婆坐急以棉缠手指，缴去儿口中秽物，迟则咽入，必生诸疾。儿脐带可留二寸，更看带中有小虫，急去之。如留，必生异疾。以棉紧扎，然后洗儿，不然则温气入腹，必作脐风。绷裹了，取生甘草一寸，槌锉煎汤，用棉篆子蘸令儿呕之。又用上好辰砂一字，以热蜜调，置儿口中，以去惊邪，然后与乳，须依时节，勿令太饱，恐成呃②乳，久成呕吐。每日于无风处，看儿齿腭并两颊内，有白泡如膜起者，以指甲刮破，恐成鹅口。天寒不可用新棉，只用旧者。若太暖，令儿筋骨软弱。如无风，令儿频频见日，则血壮气强。奶母须忌酸咸，充热充寒，恐成惊疳泻痢之疾。夜间不得枕臂，须做头袋，令儿枕之，露儿头面。夜间喂乳，若阴阳交不可喂乳，正谓交乳必生癖疾。又不可频多吃酒，恐儿作痰嗽、惊热昏眩之疾。亦有其母受惊，产后使儿夜啼、惊搐、潮热，谓之胎痛。儿年大，囟门应合而不合，由肾气不成故也。肾主骨髓，而脑为髓海，肾气不成，则脑髓不能成结，故颅门开解也。脾胃不和而赢瘦者，小儿在胎时遇寒冷，或生而挟热昏，令不能饮食，使血气虚弱，不能荣于肌肤，故赢瘦也。有此之类，自有专门。若能

---

① 一字：中药剂量。用古代钱币，抄取药末，填去一字之量。即一钱匕的1/4量。

② 呃（xiàn 现）：干呕，不作呕而吐。泛指呕吐。

调护如法，则别无他疾矣。

治转筋、霍乱、肚腹疼痛，又吐泻不止者，用眉豆叶①一大把，新取凉水或阴阳水，将豆叶和擂，去渣，吃一二碗即止。

治大小便不通，用枕内稻草，取五六两来烧灰，或用清水五六碗煎草，煎至两碗，去渣温服。

治心气痛，用鸡粪炒黑色，烧酒下。

狐臭：用陀参②调醋搽，数次即好。

脾泻：石榴皮、石灰、益母草、槐子搗成细面各一两，米糊为丸，如梧子大，每用三十丸，米汤下。

妇人血山崩：尘棕③、灶心土、百草霜，三味各一钱，为末，益母煎汤下。如发汗，水酒煨热，含生姜，其汗即出。

男人阴症：用幼女小吃④一二碗即止。

又方：又用煤炭煅红，冲水酒服之，立效。

治男妇大小便不通：用杨柳根下发嫩枝尖，取来擂碎，水酒一碗，煨滚泡之，搅匀热服，出汗即通。

治男女小儿脱肛奇方：用螺蛳一个，取来将口拨开，入白矾一钱入螺蛳肚内，一时水出，涂在肛门即缩。

治女人白带：用胡椒一岁一个，看有几岁用几个，柿橘一个，将胡椒入于肚内，将纸包，外用燕子泥裹住，火煅存性，取出研细，冲水酒一碗，取出汗为度。

治九子癀方：斑蝥七个，朱砂三分，磨刀锈三分，用水酒服五厘。

---

① 眉豆叶：即扁豆的叶子。
② 陀参：当为"陀僧"，即密陀僧。
③ 尘棕：当作"陈棕"。
④ 小吃：疑误，当为"小便"。

治汗斑及癣方：用斑蝥三个，火煅过为末，加陈醋调搽之。

治九子痒①，出头不生肌，用猫儿头②，取水煮成膏，摊膏药，贴之神效。

治鼻流血不止：用青线扎中指，男左女右。

治蛊症奇方：用黑牵牛一两<small>取头末</small>，槟榔、三棱、莪术、牙儿、茵陈、木香各五钱，共为细末，打糊为丸，如绿豆大。每服三钱五分，白水送下，忌医百日。如开盐之日③用鲫鱼一个，白茯苓、白术、猪苓、泽泻各五钱为末，将盐<small>煅过</small>五钱为末，共入鱼肚内，入火内烧枯，细细用之，如许服之二三七日更妙。

一治小儿蛊症：用鲫鱼一尾，遍身用面如羔鱼之样，将巴豆④<small>去油</small>擂烂，入于鱼背面上，将火煨熟，取出其豆食之，服数次即愈。

---

① 九子痒：当为"九子疡"。

② 猫儿头：细叶十大功劳的别名。

③ 开盐之日：民间在小孩长到一定时候开始喂盐，称为开盐。

④ 豆：原缺，据文义补。

总 书 目

医 经

内经博议

内经精要

医经津渡

灵枢提要

素问提要

素灵微蕴

难经直解

内经评文灵枢

内经评文素问

内经素问校证

灵素节要浅注

素问灵枢类纂约注

清儒《内经》校记五种

勿听子俗解八十一难经

黄帝内经素问详注直讲全集

基础理论

运气商

运气易览

医学寻源

医学阶梯

医学辨正

病机纂要

脏腑性鉴

校注病机赋

内经运气病释

松菊堂医学溯源

脏腑证治图说人镜经

脏腑图书症治要言合璧

伤寒金匮

伤寒大白

伤寒分经

伤寒正宗

伤寒寻源

伤寒折衷

伤寒经注

伤寒指归

伤寒指掌

伤寒选录

伤寒绪论

伤寒源流

伤寒撮要

伤寒缵论

医宗承启

伤寒正医录

伤寒全生集

伤寒论证辨

伤寒论纲目

伤寒论直解

伤寒论类方

I

方　书

卫生编

袖珍方

仁术便览

古方汇精

圣济总录

众妙仙方

李氏医鉴

医方丛话

医方约说

医方便览

乾坤生意

悬袖便方

救急易方

程氏释方

集古良方

摄生总论

辨症良方

活人心法（朱权）

卫生家宝方

寿世简便集

医方大成论

医方考绳愆

鸡峰普济方

饲鹤亭集方

临症经验方

思济堂方书

济世碎金方

揣摩有得集

亟斋急应奇方

乾坤生意秘韫

简易普济良方

内外验方秘传

名方类证医书大全

新编南北经验医方大成

临证综合

医级

医悟

丹台玉案

玉机辨症

古今医诗

本草权度

弄丸心法

医林绳墨

医学碎金

医学粹精

医宗备要

医宗宝镜

医宗撮精

医经小学

医垒元戎

医家四要

证治要义

松厓医径

扁鹊心书

素仙简要

慎斋遗书

折肱漫录

丹溪心法附余